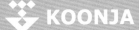

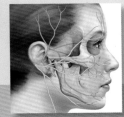 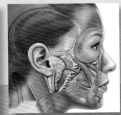

12位ICALA专家
基于解剖分析的填充技术

主　编　（韩）洪起雄（Gi-Woong Hong）

主　审　吴晓军　陈光宇

主　译　张亚洁　王祚轩　李培荣

副主译　彭　腾　郭　锐　李　洋　杜建龙

Practical Guidelines for Effective and Safe Filler Injections

安全有效地注射填充
实用指南

北方联合出版传媒（集团）股份有限公司
辽宁科学技术出版社
沈阳

©2023 辽宁科学技术出版社

著作权合同登记号：第 06-2021-169 号。

版权所有·翻印必究

图书在版编目（CIP）数据

安全有效地注射填充实用指南 / （韩）洪起雄（Gi-Woong Hong）主编；张亚洁，王祚轩，李培荣主译. — 沈阳：辽宁科学技术出版社，2023.1

ISBN 978-7-5591-2750-1

Ⅰ.①安… Ⅱ.①洪… ②张… ③王… ④李… Ⅲ.①面－整形外科手术－指南 Ⅳ.① R622-62

中国版本图书馆 CIP 数据核字（2022）第 172969 号

出版发行：辽宁科学技术出版社

（地址：沈阳市和平区十一纬路25号　邮编：110003）

印 刷 者：辽宁新华印务有限公司

经 销 者：各地新华书店

幅面尺寸：210mm×285mm

印　　张：17

插　　页：4

字　　数：350千字

出版时间：2023年1月第1版

印刷时间：2023年1月第1次印刷

责任编辑：凌　敏

封面设计：刘　彬

版式设计：袁　舒

责任校对：黄跃成

书　　号：ISBN 978-7-5591-2750-1

定　　价：228.00元

联系电话：024-23284363

邮购热线：024-23284502

E-mail:lingmin19@163.com

http://www.lnkj.com.cn

软组织填充注射是近10年来开展最为广泛的美容方法之一。

尽管发展很快，但一直没有精确的注射指南；而且，在注射填充时遵循先前的指南可能会导致错误的技术选择。

编写本书的目的是：① 辨析各种现行方法中的正确技术；② 介绍正确的填充注射方法的进展。

作者试图在解剖学的基础上找出正确的方法。掌握准确的解剖知识将指导医生有效和安全地进行注射。

本书的组成部分如下：解剖学教授描述的填充注射的精确解剖，整形外科专家和皮肤科专家对其技术进行的描述。在本书中，介绍了源自解剖学、整形外科和皮肤科的多位专家的各种丰富的临床经验，特别是实际注射操作的经验。

每项技术都可能遵循相同或不同的方法，这表明没有固定的填充注射技术。在阅读本书时，相信每位相关医者都会将书中所描述的技术与他们自己的技术进行比较研究，以便更好地实施这项技术并取得更好的效果。

本书并不能涵盖所有的填充注射技术，但我们希望本书能有助于提升填充注射技术的精确性和安全性。

国际临床美容领袖学院（ICALA）

译者序

现在的微整形环境是良好的。这句话不管是对于现在要接受微整形的顾客而言，还是对于要进入微整形这个领域的医生而言都是通用的。

微整形具有立竿见影、恢复期短、快速安全的特点，但是20年前微整形的应用材料只有肉毒毒素和玻尿酸，也缺乏针对微整形注射方面的教科书，仅有一些产品的培训手册。大部分医生都是自我摸索，偶尔通过一些学术会议上的研讨，才能够有所进步。多年前有一场关于微整形注射并发症的学术研讨会，大家为了"到底是栓塞还是感染"而争吵不休。现在回头看，我们觉得很好笑，但那时大家确实对微整形的理论框架都不熟悉。

经过近20年全球医生、专家以及厂商的共同努力，微整形领域有了长足发展。不仅有了更多、更新的应用材料，而且大家在观念上也越来越明晰，以前的观念是一个产品要治疗全部问题，现在则是利用复合式的材料、针对衰老的原理去处理，即便是对于很细微的问题。所以我们说，现在要接受微整形的顾客是幸福的：他们能得到更好的材料、更安全的技术以及更好的效果。对于医生来讲也是一样，能够有更明晰的理论基础、更多的材料选择，就可以让求美者得到更满意的结果，与之相伴的是大家必须要研读更多的专业图书，才能跟上理论与技术的发展。

这几年关于微整形的注射类图书也出了不少，这是一本我们看过觉得内容非常有趣且实用的图书，它利用部位分区法让大家能简单快速找到想要"加强"的地方。本书并没有一言堂式地告诉大家如何注射，而是由几位非常有经验的医生，为大家分享他们在某个部位的注射手法及经验。也就是说，同一个部位，你可以看到几位作者手法的差异，同时他们也会解释他们使用这种注射手法的逻辑思考。我们第一次研读的时候，惊喜不断，因为许多作者解说的正是我们在工作中遇到的问题，而且在许多小细节上，这些作者也都无私地阐释了心里的想法。

本书由多位韩国医生编写，与欧美出的教科书有比较大的不同，比较适合亚洲人的审美观；同时在某些章节上，我们几位译者也分享了自己的一些心得，试着让大家在阅读时能够更快、更有效地"吸收"。

不论你是正要进入微整形领域，还是你已经有了一些经验，甚至于你可能已经执业多年，本书都可以带给你许多帮助，让你在微整形的应用方面获得更多、更新的启发。

张亚洁　　王祚轩　　李培荣

作者名单

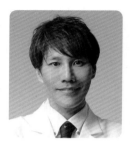

（韩）洪起雄（Gi-Woong Hong），M.D., Ph.D.，整形外科医生

Director of SAMSKIN Plastic Surgery Clinic
Clinical Professor of Department of Plastic Surgery, Chung-Ang University Medical Center
Member of the Korean Society of Plastic and Reconstructive Surgeon
Member of the Korean Society of Aesthetic Plastic Surgery
Scientific Committee of Korean Association of Minimal Invasive Plastic Surgery (MIPS)
President of International Clinical Aesthetic Leaders Academy (ICALA)

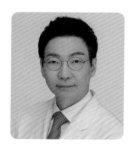

（韩）林二石（Ee-Seok Lim），M.D., Ph.D.，皮肤科医生

Director of Lim Ee-Seok Thema Dermatologic Clinic
Chairman of Korean Academy of Corrective Dermatology
Chairman of Korean Society Hair Restoration Treatment
Chairman of Korean Clinical Skin Surgery Research Society
Chairman of Dermatologist Forum for Cosmetic Research and Education
President of International Clinical Aesthetic Leaders Academy (ICALA)

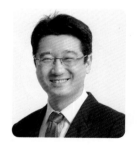

（韩）李沅（Won Lee），M.D., Ph.D.，整形外科医生，英文版主编

Director of Yonsei E1 Plastic Surgery Clinic
Outclinic Professor of the Department of Plastic Surgery of CHA Medical Center
Member of the Korean Society of Plastic and Reconstructive Surgeons & APS
Scientific Committee of Korean Association of Minimal Invasive Plastic Surgery (MIPS)
Committee of International Clinical Aesthetic Leaders Academy (ICALA)

（韩）润春植（Choon-Shik Youn），M.D.，皮肤科医生

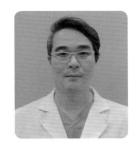

Director of Yemiwon Dermatologic Clinic
Advisory Board Member of Department of Dermatology, Seoul National
University Hospital
General Secretary of Korean Society for Anti-Aging Dermatology
Academic Committee of the Association of Korean Dermatologist
Member of Korean Dermatological Association
Committee of International Clinical Aesthetic Leaders Academy (ICALA)

（韩）金昊炫（Dae-Hyun Kim），M.D.，皮肤科医生

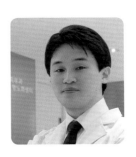

Director of Widwin Dermatologic Clinic
Assistant Administrator of the Association of Korean Dermatologists
Assistant Administrator of Korean Society for Anti-Aging Dermatology
Member of Korean Dermatological Association
Committee of International Clinical Aesthetic Leaders Academy (ICALA)

（韩）金义植（Eui-Sik Kim），M.D., Ph.D.，整形外科医生

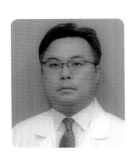

Director of Friends Plastic Surgery Clinic
Visiting Professor of Department of Plastic Surgery, Chonnam National University
Medical School
Scientific Committee of Korean Association of Minimal Invasive Plastic Surgery (MIPS)
Member of the Korean Society of Plastic and Reconstructive Surgeon
Member of the Korean Society of Aesthetic Plastic Surgery
Committee of International Clinical Aesthetic Leaders Academy (ICALA)

作者名单

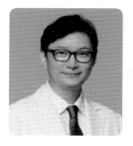

（韩）白衡翼（Hyung-Ik Baik），M.D.，整形外科医生

Director of BYUL Plastic Surgery Clinic
Member of the Korean Society of Plastic and Reconstructive Surgeon
Member of the Korean Society of Aesthetic Plastic Surgery
Scientific Committee of Korean Association of Minimal Invasive Plastic Surgery (MIPS)
Committee of International Clinical Aesthetic Leaders Academy (ICALA)

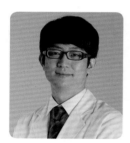

（韩）金炫助（Hyun-Jo Kim），M.D.,M.S.，皮肤科医生

Director of CNP Skin Clinic, Cheonan & Director of CNP Holdings
Visiting Professor of Department of Dermatology, Soonchunhyang University College of Medicine
Director of Korean Society of Anti-Aging Dermatology
Scholarship Assistant Administrator of the Association of Korean Dermatologists
3rd & 4th Annual Congress Chairman of Global Association of Leaders in Aesthetics and Anatomy
Committee of International Clinical Aesthetic Leaders Academy (ICALA)

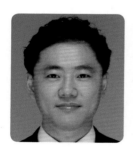

（韩）朴挺骏（Jeong-Jun Park），M.D.，整形外科医生

Director of Dream Up Plastic surgery clinic
Member of the Korean Society of Plastic and Reconstructive Surgeons
Member of the Korean Society of Aesthetic Plastic Surgery
Member of International Confederation of Plastic, Reconstructive and Aesthetic Surgery
Committee of International Clinical Aesthetic Leaders Academy (ICALA)

（韩）李勇雨（Yong-Woo Lee），M.D., M.B.A., 整形外科医生

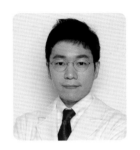

Director of LIKE Plastic Surgery Clinic
Member of the Korean Society of Plastic and Reconstructive Surgeon
Member of the Korean Society of Aesthetic Plastic Surgery
Scientific Committee of Korean Association of Minimal Invasive Plastic Surgery (MIPS)
Committee of International Clinical Aesthetic Leaders Academy (ICALA)

（韩）金有利（Yu-Ri Kim），M.D.,Ph.D., 皮肤科医生

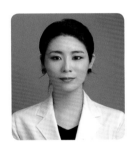

Director of Chois Dermatologic Clinic
Member of Korean Dermatological Association
Member of Korean Society for Aesthetic and Dermatologic Surgery
Committee of International Clinical Aesthetic Leaders Academy (ICALA)

（韩）郑元硕（Won-Sug Jung），M.D.,Ph.D., 解剖学家

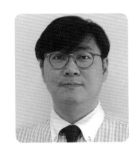

Assistant professor, Dept. of Anatomy, Gachon University School of Medicine
Graduate course in Yonsei University, Korea, Ph.D. degree
Yonsei University, College of Medicine, Korea, Medical Doctor

主译简介

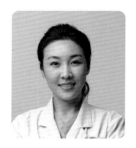

张亚洁

《整形与重建外科》（*Plastic and Reconstructive Surgery*）中国地区编委

中华医学会医学美学与美容学分会委员

中国整形美容协会面部年轻化分会副主任委员

中国整形美容协会脂肪医学分会副主任委员

中国中西医结合学会医学美容专业委员会学术秘书

中国整形美容协会海峡两岸分会副秘书长

环亚整形美容协会（香港）副秘书长

中国整形美容协会损伤救治康复分会第一届理事会常务理事

中国整形美容协会抗衰老分会常务委员

中国医师协会美容与整形医师分会眼整形专业委员会常务委员

中国医师协会美容与整形医师分会脂肪移植专业委员会常务委员

中国人民解放军总医院第八医学中心整形外科医生，博士后，一直从事整形美容外科的临床及基础研究工作，积累了丰富的美容外科临床经验，参与各种美容手术上千例，多次应邀在国内外学术大会上发言，被业内誉为"锯齿线逆向锚点提升第一人"。

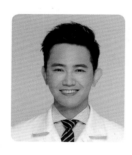

王祚轩

现任中国台湾尼斯医疗执行长

现任中国台湾形体美容外科医学会理事

中国台湾阳明大学医学系毕业

中国台湾长庚医院外科部主治医师

中国台湾圣保罗医院主治医师

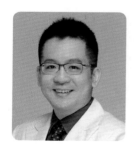

李培荣

现任安黛（北京）医疗美容诊所院长

北京大学医学部临床医学系毕业

华熙国际集团特约医师

亚洲百大医美获奖医师

美沃斯医学美容大会特约讲者

彭 腾

整形外科医师。中国整形美容协会注射与微整形艺术专委会委员，中国整形美容协会医美与艺术分会线雕专委会委员，中国整形美容协会精准面部年轻化专委会委员，中西医结合学会医美专委会委员，中西医结合学会愈合再生分会常务委员，中国整形美容协会健康智慧医美分会理事，中国职业安全医美与整形安全专委会委员，国际医疗整形美容协会会员，韩国整形美容外科协会荣誉会员，乔雅登、保妥适、双美、海魅、艾莉薇等产品指定注射医师。

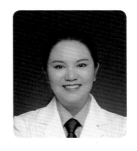

郭 锐

男，1983年生。重庆新铜雀台整形美容医院年轻化中心学科带头人，主治医师，美容主诊医师，第三军医大学整形外科学博士。中华医学会医学美容学术大会委员会委员、中华医学会整形外科学分会面部年轻化专业学组委员、中华医学会整形外科学分会脂肪移植学组委员、中国中西医结合学会医学美容专业委员会愈合再生医学专家委员会常务委员、天津市医学会整形外科学分会青年委员、天津抗衰老学会第一届医学美容专业委员会委员。主编《皮肤激光美容与治疗图解》《假体隆乳术临床与实践》2部专著，获国家发明专利3项，发表学术论文20余篇。

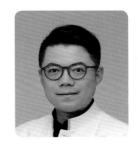

李 洋

济南市中心医院整形外科主治医师。擅长注射、面部年轻化、眼鼻整形。

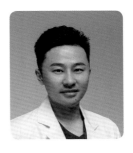

杜建龙

外科学与艺术学双硕士学位，整形外科主任医师。中国非公立医疗机构协会整形与美容专业委员会眼整形与美容分委会副主任、中国中西医结合学会医学美容专业委员会眼整形专家委员会副主任委员、中国中西医结合学会医学美容专业委员会美学医生与整形艺术专家委员会常务副主任委员兼秘书长、世界内镜医师协会中国整形外科内镜与微创专业委员会微创注射整形分会副主任委员、河北省中医药学会中医美容分会副主任委员。自幼学习绘画和雕塑，师从北京同仁医院整形美容中心创始人郑永生教授。主编、主译10余部专著，拥有个人专利9项，发表论文30余篇。

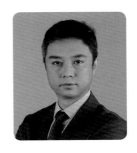

译者名单

主　译

张亚洁　中国人民解放军总医院第八医学中心

王祚轩　中国台湾尼斯医疗

李培荣　安黛（北京）医疗美容诊所

副主译

彭　腾　黑龙江艺星美容医院

郭　锐　重庆新铜雀台整形美容医院

李　洋　济南市中心医院整形外科

杜建龙　保定蓝山整形医院

译　者

陈敏玮　青岛伊美尔医疗美容医院

丰爱娟　广州忆龄医药生物科技有限公司

郭和嵘　上海芷妍医疗美容门诊部

郭晓瑞　珠海如花医疗美容门诊部

韩　飞　成都米兰柏羽医学美容医院

何世硕　上海爱度医疗美容门诊部

姜　莉　柳州美嘉医疗美容诊所

李梦璇　上海瑞欧医疗美容门诊部

刘　娇　杭州依妮德融美医疗美容诊所

刘文涛　深圳艺星医疗美容医院

谭流畅　陆军军医大学大坪医院

王　艇　扬州大学附属医院整形美容科

肖　芄　华中科技大学同济医学院附属协和医院整形外科

徐根艳　广州捷康医疗美容医院

杨琉舒　成都新丽美医疗美容医院

叶瑞红　保定蓝山医疗美容医院

易　彬　唯易美医疗美容

张　健　上海郓飞健康管理咨询有限公司

张艳华　北京邦定美容整形外科门诊部

周树楠　辽宁何氏医学院

鸣谢单位

北京百特美文化发展有限公司

目录

目录

第一章
面部解剖

Won–Sug Jung，M.D.，Ph.D.，解剖学家

1. 面部层次

　　面部基本上由5层构成，分别是皮肤、皮下组织、浅表肌肉腱膜系统（SMAS）、支持韧带和间隙以及骨膜和深筋膜（图1-1）。

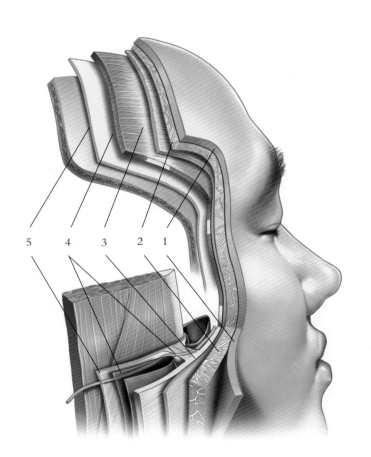

1. 皮肤
2. 皮下组织
3. 浅表肌肉腱膜系统
4. 支持韧带和间隙
5. 骨膜和深筋膜

图 1-1　面部层次

1.1 皮肤

不同部位的皮肤厚度不同。眼睑的皮肤是最薄的，颊部和鼻尖部的皮肤最厚。然而，有一些文献报道，颈部的皮肤最厚。

1.2 皮下组织

皮下组织即浅层脂肪层，浅层脂肪层被分隔成许多脂肪室（图1-2）。随着衰老的发生浅层脂肪室逐渐下垂。

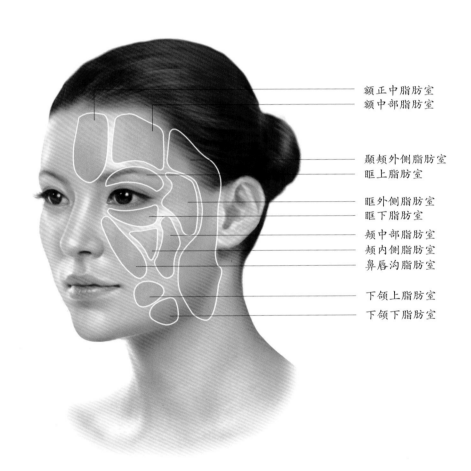

额正中脂肪室
额中部脂肪室

颞颊外侧脂肪室
眶上脂肪室

眶外侧脂肪室
眶下脂肪室

颊中部脂肪室
颊内侧脂肪室
鼻唇沟脂肪室

下颌上脂肪室
下颌下脂肪室

图1-2 浅层脂肪室

1.3 浅表肌肉腱膜系统（SMAS）

表情肌和相关的SMAS将在下文"面部肌肉"中讨论。

1.4 支持韧带和间隙

支持韧带和间隙层包含多个间隙、支持韧带、深层脂肪室。面部神经位于SMAS深层。颧前间隙、上颌前间隙、咬肌前间隙和深层梨状孔间隙位于支持韧带和间隙层（图1-3）。支持韧带分为真性韧带（附着于骨）和假性韧带（附着于肌肉筋膜），以及附着于真皮层以加强间隙的边界（图1-4）。眼轮匝肌下脂肪（SOOF）、眼轮匝肌后脂肪（ROOF）、深部颊内侧脂肪和颊脂垫构成深层脂肪室，随着年龄的增长其体积逐渐减小。

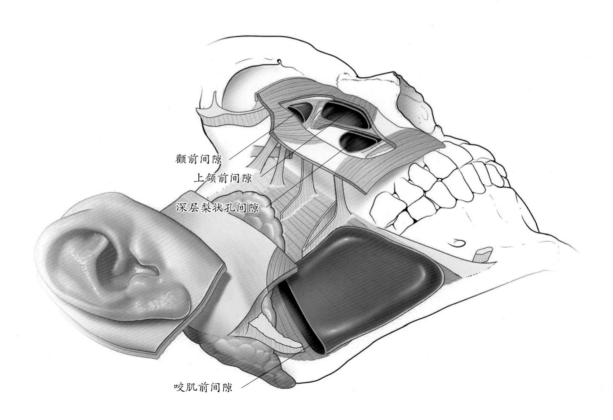

颧前间隙
上颌前间隙
深层梨状孔间隙
咬肌前间隙

图1-3 面部间隙

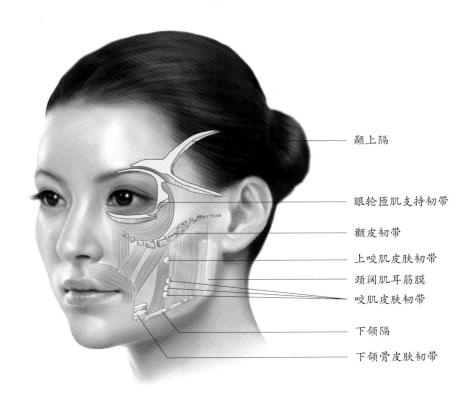

　　　　颞上隔

　　　　眼轮匝肌支持韧带

　　　　颧皮韧带

　　　　上咬肌皮肤韧带
　　　　颈阔肌耳筋膜
　　　　咬肌皮肤韧带

　　　　下颌隔

　　　　下颌骨皮肤韧带

图 1-4 面部支持韧带

1.5 骨膜和深筋膜

　　深筋膜是骨膜的延续结构，覆盖颞肌和咬肌。颞深筋膜（DTF）分为颞深筋膜深层和颞深筋膜浅层，附着于颧弓的上缘。腮腺咬肌筋膜延续至下颌骨骨膜，覆盖咬肌和腮腺，也附着于颧弓。

1.6 颅骨

　　亚洲人的颅骨不同于西方人的颅骨，其额骨至枕骨的长度较短，水平宽度较大，高度也较高，颧骨更加突出，鼻骨更加凹陷，鼻棘更短。骨吸收随着年龄的增长而变化，眶下区的骨体积减少，但与西方人的颅骨相比，眶骨和梨状孔没有明显变化（图1-5）。

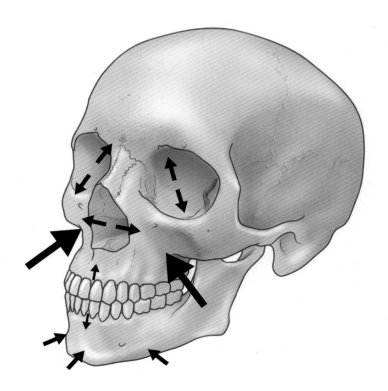

图 1-5 随着年龄的增长骨骼的变化

2. 面部肌肉

第一组为来源于第一咽弓的咀嚼肌，第二组为来源于第二咽弓的面部表情肌。面部表情肌（图1-6、图1-7）由面神经支配，位于第三层，与帽状腱膜、颞浅筋膜（STF）和SMAS相延续。这些肌肉附着在皮肤上，收缩时会产生垂直于肌纤维方向的皱纹。

2.1 上面部肌肉

2.1.1 额肌

额肌是枕额肌的一部分，起源于帽状腱膜，向下走行附着于眼轮匝肌、降眉间肌、降眉肌和皱眉肌上。因此，额肌和颅骨之间没有附着物，帽状腱膜脂肪垫位于两者之间。

额肌呈长方形，由两侧的两个肌腹组成。这两块肌腹在额部下部融合在一起，但在眶上缘上方平均47mm处分开。分开的高度是不定的，在10%的人群中它们是不分开的。额肌是唯一负责提眉和形成额部水平皱纹的肌肉，不同形状的皱纹反映出额肌的不同形态。额肌的外侧端位于颞嵴外侧平均9mm处。

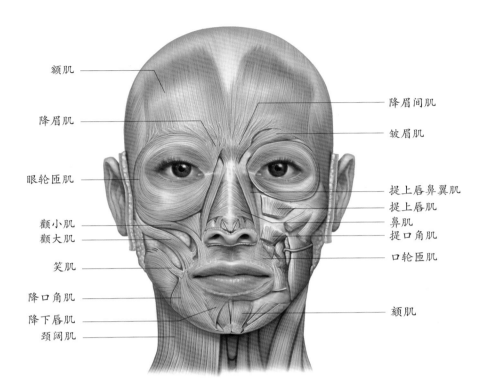

图 1-6 面部表情肌：前视图

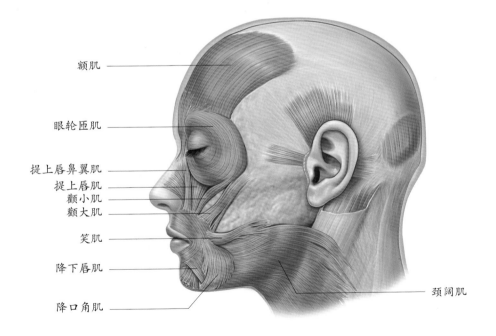

图 1-7 面部表情肌：侧视图

2.1.2 降眉间肌

降眉间肌是一块倒三角形的小肌肉，起源于鼻骨和鼻外侧软骨，呈梯形分布，与额肌纤维交错，止于眉间区皮肤。它通过拉动眉间形成鼻部水平皱纹。

2.1.3 降眉肌

降眉肌起源于上颌骨额突，位于额上颌缝下方，向上延伸附着于眉内侧的皮肤，位于内眦韧带上方15mm处。它与皱眉肌协同作用，将内侧眉毛向下拉。

2.1.4 皱眉肌

皱眉肌位于更深的位置，被眼轮匝肌覆盖。它起源于眉弓骨性部分的内侧端，止点位于向上外侧走行、与额肌纤维交错、附着于眶上缘中部的皮肤。

因此，它起源于深部组织，止于浅部组织。皱眉肌起点处宽度为1cm，眉毛部分的止点处宽度为2cm，外侧部分位于距离内眦部位的A点（15mm、15mm）到B点（35mm、30mm）之间。它通过向内和向下牵拉内侧眉毛形成垂直的眉间纹。

2.2 中面部肌肉

2.2.1 眼轮匝肌

眼轮匝肌位于睑裂周围，起到括约肌的作用，司闭眼功能。外侧部分比较大，所以肌肉看起来像飞行员的太阳镜。眼轮匝肌分为起源于眶骨的眼轮匝肌眶部和起源于内眦韧带的眼轮匝肌睑部，眼轮匝肌睑部又分为眶隔前部和睑板前部。眼轮匝肌睑部的作用是轻轻闭眼，眼轮匝肌眶部的作用是使眼睑紧闭，形成鱼尾纹。外侧部分的眼轮匝肌是垂直走行，因此它与额肌拮抗，收缩时将外侧眉毛下拉。

眶部肌纤维多呈圆形，但有两部分不连续，以肌束形式存在。在外侧，有一个外侧束；在内侧，有一个内侧束。眼轮匝肌外缘位于外眦至耳屏连线的4:6分割点，位于颧骨额突外侧1cm处。

2.2.2 鼻肌

鼻肌由上部的横肌和下部的鼻翼肌组成。鼻肌横部起于上颌骨，向上内侧走行，与对侧鼻横肌纤维相交织附着于SMAS层。鼻翼肌部分起于上颌骨的侧切牙和犬牙上方，附着于下外侧软骨（鼻大翼软骨）外侧脚的深层皮肤。侧部收缩时压迫鼻孔，故又称鼻孔压肌；翼部收缩时扩张鼻孔，故又称鼻孔扩大肌。

2.2.3 降鼻中隔肌

降鼻中隔肌起源于上颌骨正上方的中切牙和前鼻棘，走行于鼻小柱中，附着于下外侧软骨内侧脚。降鼻中隔肌下拉鼻尖，有助于扩张鼻孔。

2.2.4 提上唇鼻翼肌

提上唇鼻翼肌起源于上颌骨的额突，分为两条肌纤维，内侧附着于鼻翼，外侧附着于上唇皮肤和鼻唇沟。提上唇鼻翼肌扩张鼻孔，并将上唇向上拉。

2.2.5 提上唇肌

提上唇肌起源于眶下缘以下1cm，眶下孔以上，其上覆盖眼轮匝肌。向下延伸并附着于上唇皮肤和鼻翼。位于提上唇鼻翼肌与颧小肌之间，走行于这两块肌肉深层。

2.2.6 颧小肌

颧小肌起源于颧骨和眼轮匝肌，向下延伸，附着于上唇皮肤和鼻翼。其走行方向非常多变，如倾斜或水平，或突然向下。

提上唇鼻翼肌、提上唇肌和颧小肌起源于不同的部位，但当向下走行时，它们聚集并附着在口轮匝肌表面，共同将上唇向上提拉。而且，它们有肌纤维附着在鼻翼上。

2.2.7 提口角肌

提口角肌位于深部，被提上唇肌覆盖，起源于犬齿窝，位于眶下孔下方，与其他肌肉共同附着于口角轴。

2.2.8 颧大肌

颧大肌起源于颧上颌缝附近，向下延伸，附着于口角轴。它包括2个或3个肌腹，一些肌纤维附着在皮肤上形成酒窝。提口角肌在颧大肌的浅腹与深腹之间向下走行。

2.2.9 口轮匝肌

口轮匝肌与其说是连接两个口角的两块肌肉，不如说是一块括约肌。以唇红缘为界可分为边缘部和外周部。收缩时，可以向前噘嘴。口轮匝肌在老化过程中形成口周吸烟纹。

2.2.10 颊肌

颊肌起源于上、下颌牙槽突和翼下颌缝，与口轮匝肌相交错并附着于口角轴。分为上、下肌束，其上、下肌束有交叉。腮腺导管在颊肌中走行。咀嚼时颊部被挤压贴附于牙齿，牙齿和脸颊之间没有空隙，这样食物就不会滞留。颊肌在用力吹气时发挥作用。

2.2.11 笑肌

笑肌位置较浅，水平走行后附着于口角，但肌纤维的形状和方向变化很大。通常，笑肌覆盖咬肌的前部。笑的时候会把嘴角往侧面拉。

2.3 下面部肌肉

2.3.1 降口角肌

降口角肌位置较表浅，起源于下颌骨颏结节的外侧，向上走行变得狭窄，附着于口角。在颏结节处，一些肌纤维转为颏横肌。

降口角肌呈三角形，肌肉边缘呈弧形。前界与口角垂线成30°，后界与口角垂线成45°。降口角肌将嘴角向下拉，使人呈现悲伤表情。

2.3.2 降下唇肌

降下唇肌位于降口角肌深层，向上内侧走行，附着于下唇皮肤和黏膜。

2.3.3 颈阔肌

颈阔肌是一块宽、薄、平的肌肉，起源于胸大肌和三角肌的筋膜。穿过锁骨，向上内侧方向走行。部分内侧肌纤维在颏中线部相互交错。颈阔肌附着在下颌骨的下缘，有时走行在降口角肌和笑肌的深层，附着在颧弓水平。当收缩时，颈部皮肤出现肌肉束带，将嘴角向下拉，使人表现出悲伤的表情。当因衰老弹性降低时，颈阔肌内侧突出，易发生火鸡颈畸形。

2.3.4 颏肌

颏肌是一块锥形的肌肉，起源于下颌骨切牙窝的前方，向下延伸附着在颏部皮肤上。当肌肉收缩时向上拉颏部皮肤使下唇前倾，颏部皮肤呈核桃纹外观。

2.4 咀嚼肌（图 1-8）

咀嚼肌起源于第一咽弓，起源于颅骨，附着于下颌骨，主要司咀嚼功能。咀嚼肌由三叉神经下颌支支配，被深筋膜覆盖，深筋膜是骨膜的延续。翼外肌和翼内肌的位置比下颌骨深，容易忽略这两块肌肉。

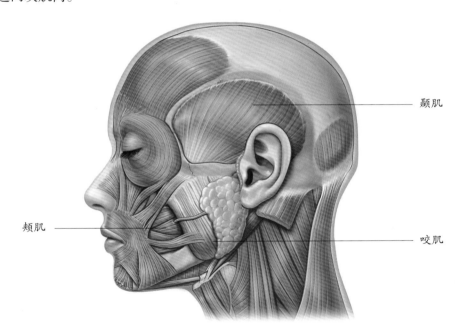

颞肌

颊肌

咬肌

图 1-8 咀嚼肌

2.4.1 颞肌

颞肌位于颞窝，起源于颞下线以下的颅骨，向下走行时变窄。颞肌经颧弓内侧走行附着于下颌骨冠突内侧。颞肌是下颌最有力的提肌，肌纤维形成肌束，向后牵引下颌骨。颞深脂肪垫（DTFP）（颊脂肪垫颞叶）位于颞肌与颧弓之间，是颊脂肪垫的延伸。

2.4.2 咬肌

咬肌起源于颧骨和颧弓，广泛附着于下颌缘。咬肌分成3层：浅层最大，起于颧骨上突和颧弓前2/3，附着于下颌角边缘；中层起于颧弓内缘前2/3和颧弓下缘后1/3，附着于下颌骨中部；深层起源于颧骨深部，附着于下颌骨上部。咬肌是下颌骨有力的提肌。

3. 面部血管

面部有颈外动脉和颈内动脉的分支。面动脉和颞浅动脉是颈外动脉分支。眼动脉是颈内动脉分支。此外，眼动脉分出眶上动脉、滑车上动脉和鼻背动脉（图1-9）。

面动脉由颈外动脉分出，在下颌骨内走行。面动脉在下颌骨咬肌前缘的水平折返向上，沿着内眦方向以"之"字形走行。

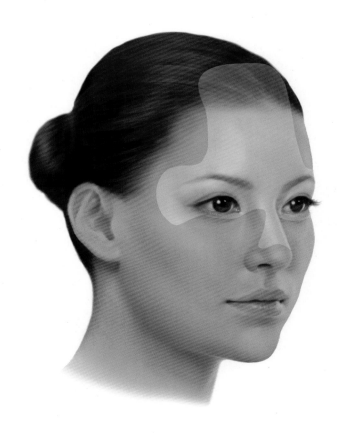

■ 眼动脉供区

■ 颈外动脉供区

图 1-9 面部动脉供应

面动脉分出下唇动脉、上唇动脉、鼻翼下缘动脉、鼻外侧动脉和角动脉。然而，这些分支在人群中有所不同。在韩国人中，36%的人有之前描述过的所有动脉分支，44%的人面动脉走行到鼻外侧动脉才发出分支。此外，只有50%的患者面部有双侧对称的动脉分布（图1-10）。

30%的面动脉不沿传统的上内侧方向走行，而是垂直于口角至眼轮匝肌下缘走行。位于颧大肌和笑肌的浅层迂曲走行。其走行于鼻唇沟旁5mm者占40%，横穿鼻唇沟者占1/3。

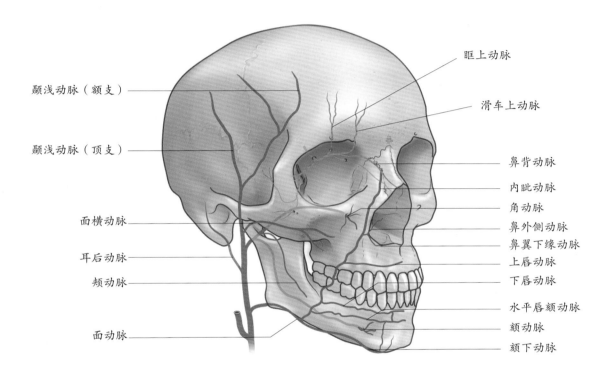

图 1-10 面部动脉分支

眼动脉分支如眶上动脉、滑车上动脉和鼻背动脉在眉间和鼻部与颈外动脉分支相吻合。颞浅动脉分为顶支和额支，位于颞部和额部外侧。额支与眼动脉的分支有吻合支。

有时，面动脉分出面横动脉和眶颧动脉。

此外，来自颈外动脉的上颌动脉分支进入颅骨，并分出眶动脉、颊动脉和颏动脉分布于面部（图1-11）。

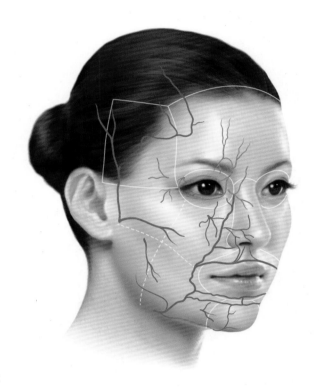

图1-11 面部供血动脉

3.1 口周动脉

面动脉分支于口角与下颌骨下缘之间发出水平颏唇动脉。水平颏唇动脉沿颏唇沟水平走行。有时，分出垂直方向的颏唇动脉，与下唇和/或颏动脉形成吻合。

下唇动脉在嘴角高度处由面动脉发出，沿红唇缘走行。大约50%的人只有水平颏唇动脉存在，没有下唇动脉。

下唇动脉比口轮匝肌深，靠近口腔黏膜，内侧逐渐浅出至皮肤。

上唇动脉在距离嘴角外上1cm处由面动脉发出，距上唇红唇边缘0.5~1.2cm水平走行。

它靠近口腔黏膜，位于口轮匝肌深面，在人中处发出分支鼻中隔动脉。鼻中隔动脉有一条分支走行于口轮匝肌深层，另一条分支走行于口轮匝肌浅层。浅支变成鼻小柱动脉。

约10%的鼻翼下动脉和鼻外侧动脉由上唇动脉分出。

3.2 鼻周动脉

鼻翼下缘动脉走行至鼻翼底部，鼻外侧动脉走行至鼻尖。

眼动脉分出的鼻背动脉位于鼻根，筛前动脉鼻外支从额鼻缝穿出。

鼻背动脉位于纤维肌层与深层脂肪层之间。

有20%的鼻背动脉和鼻外侧动脉穿过中线向对侧走行。

3.3 眼周动脉

在人群中50%的角动脉是面动脉的终末支，25%的角动脉是眼动脉的分支，25%的人没有角动脉。如前所述，30%的面动脉垂直于口角，沿眼轮匝肌的边缘直达内眦部位，因此角动脉的位置有许多解剖变异。

眼睑的血供由来自滑车上动脉的睑内侧动脉和来自泪腺动脉的睑外侧动脉供应。下睑内侧动脉走行在眼轮匝肌睑部深面。

3.4 眉间和额部动脉

滑车上动脉位于眉间和额部中央。滑车上动脉位于眼眶部，在内眦垂直线的水平穿出眼轮匝肌，并向浅部走行。50%的滑车上动脉沿眉间皱眉纹走行。

眶上动脉走行于眼轮匝肌和额肌深层，经距离内眦外侧3cm、眶缘以上2cm的眶上切迹/孔穿出额肌。内侧与滑车上动脉相吻合，外侧与颞浅动脉相吻合。

3.5 颞部动脉

颞浅动脉穿过腮腺，在距耳屏前方18mm和上方37mm的地方分出颞浅动脉顶支和额支。额支在颞浅筋膜的深层向上内侧走行，在额肌浅层与滑车上动脉相交通。

颧眶动脉是颞浅动脉的分支，走行至外眦部位。

颧颞动脉是泪腺动脉分支，供应颞前区。

颞中动脉和颞深动脉供应颞肌。

3.6 颊部动脉

面横动脉是颞浅动脉在腮腺内发出的分支，距离颧弓1.5cm走行，供应上外侧面颊部。

来自上颌动脉的颊动脉和来自泪腺动脉的颧面动脉供应下内侧面颊部。

3.7 面部静脉供应

静脉多与动脉伴行，但也有一些例外，如眼下静脉和下颌后静脉。与迂曲的面动脉相比，面静脉走行较直，位于面动脉后方1.5cm。

面部静脉可汇入颈内静脉，也可汇入眼静脉和海绵窦。

70%的人存在与双侧角静脉相通的内眦静脉。

在颞区，颞中静脉位于颧弓上方2cm处，走行于颞深筋膜的浅层与深层之间。颞中静脉汇入颞浅静脉（图1-12），通过眼周静脉和眼上静脉与海绵窦相通。

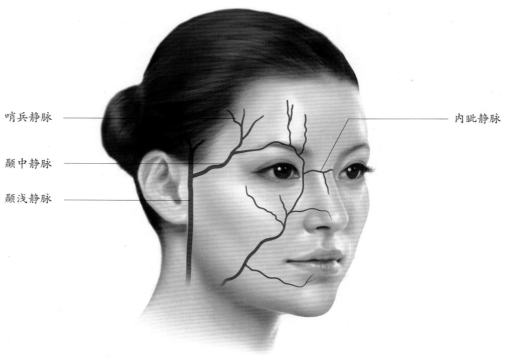

哨兵静脉　　　　　　　　　　　　　　　　　　　　　　　内眦静脉

颞中静脉

颞浅静脉

图 1-12　面部静脉

4. 面部神经

面颈部的感觉由三叉神经和颈丛神经支配。面部表情肌由面神经的分支支配，咀嚼肌由下颌神经支配。

三叉神经的分支通常经颅穿出并支配面部皮肤，颈丛的分支支配面颊外侧和下部、部分耳部和颈前皮肤（图1-13）。被SMAS覆盖在腮腺内的面神经分为5支，支配面部深层的表情肌。

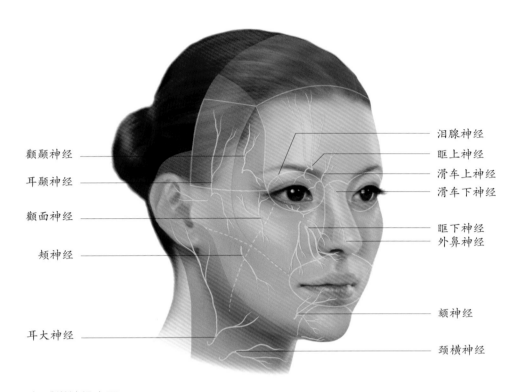

泪腺神经

眶上神经

滑车上神经

滑车下神经

颧颞神经

耳颞神经

颧面神经

颊神经

眶下神经

外鼻神经

颏神经

耳大神经

颈横神经

图 1-13 面部感觉神经支配

4.1 眼神经（CNV1）

眼神经是三叉神经的上干，经眶上裂入眶，分为额神经、鼻睫神经和泪腺神经。额神经分为眶上神经和滑车上神经，鼻睫神经分为滑车下神经和外鼻神经，支配额部、头皮、眉间、眼睑和鼻部。

4.2 上颌神经（CNV2）

上颌神经是三叉神经的中干，分出颧神经，最后发出眶下神经。眶下神经广泛支配下眼睑、鼻外侧部和上唇。颧神经穿过颧孔，分出颧面神经和颧颞神经（ZTN）。

4.3 下颌神经（CNV3）

下颌神经是三叉神经的下干，分为咀嚼肌的运动神经和头面部皮肤的感觉神经。

耳颞神经穿出腮腺，沿耳前上方走行，支配耳前和颞区。颊神经穿行颊肌并支配部分颊区。颏神经由颏孔穿出，并支配下唇和下颏部。

4.4 颈丛

颈丛在胸锁乳突肌的中后缘穿出。耳大神经支配乳突、腮腺区和下颌角皮肤，颈横神经支配颈三角皮肤。

4.5 面神经（图1-14）

面神经的颞支由多个分支组成。经腮腺穿出后，穿过颧弓，支配额肌、皱眉肌和眼轮匝肌上部。

颧支支配眼轮匝肌下部、颧大肌和颧小肌。

颊支沿腮腺导管走行，支配提上唇肌。

颧支和颊支在一起共同支配鼻肌、降眉间肌和皱眉肌。

下颌缘支支配口轮匝肌下部、降口角肌、降下唇肌和颏肌。

颈支支配颈阔肌。

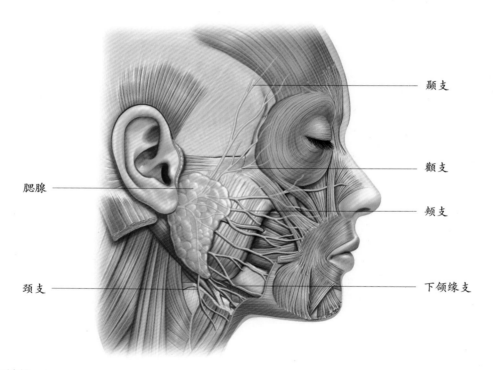

图1-14　面神经

第二章

尸体解剖

ICALA

1. 面部层次

见（图2-1~图2-9）。

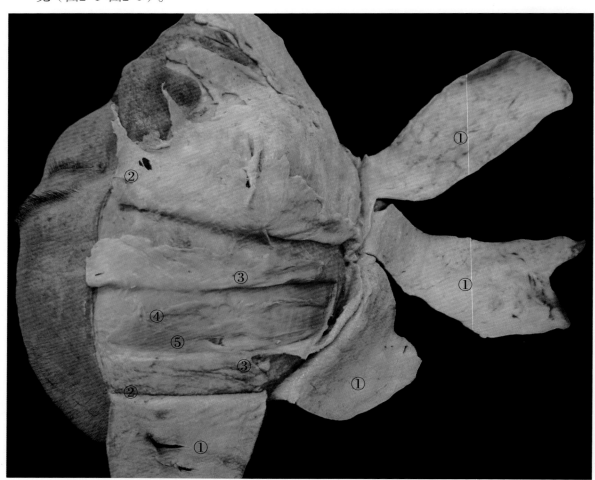

图 2-1 面部层次：① 皮肤 ② 皮下组织（浅层脂肪层） ③ 浅表肌肉腱膜系统（SMAS） ④ 支持韧带和间隙 ⑤ 骨膜和深筋膜

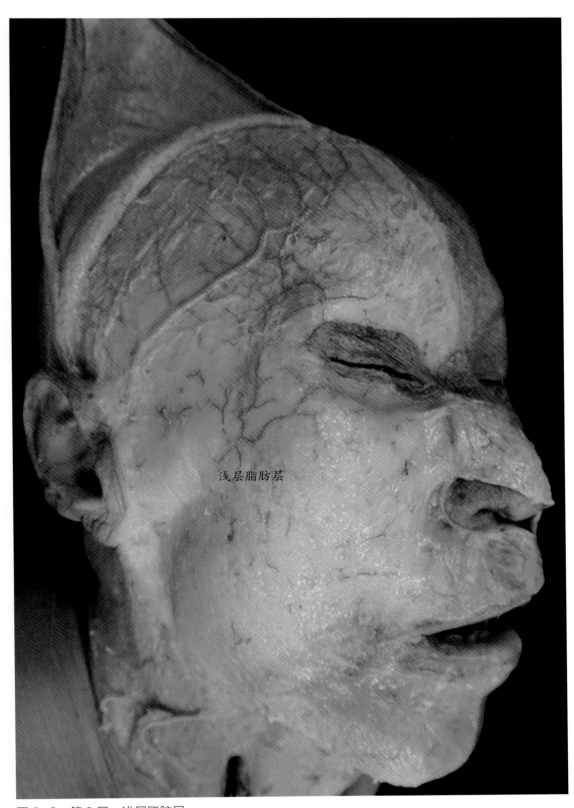

浅层脂肪层

图 2-2 第 2 层: 浅层脂肪层

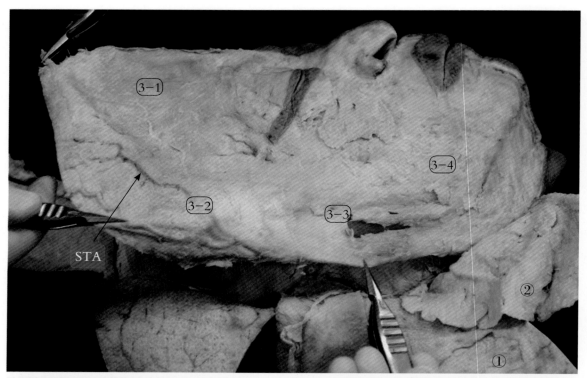

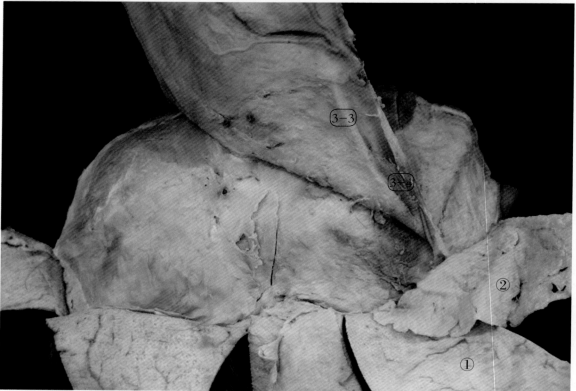

图2-3 第3层：浅表肌肉腱膜系统（SMAS）。① 皮肤　② 浅层脂肪层　3-1 额部帽状腱膜　3-2 颞浅筋膜（STF）　3-3 浅表肌肉腱膜系统（SMAS）　3-4 颈阔肌　STA：颞浅动脉

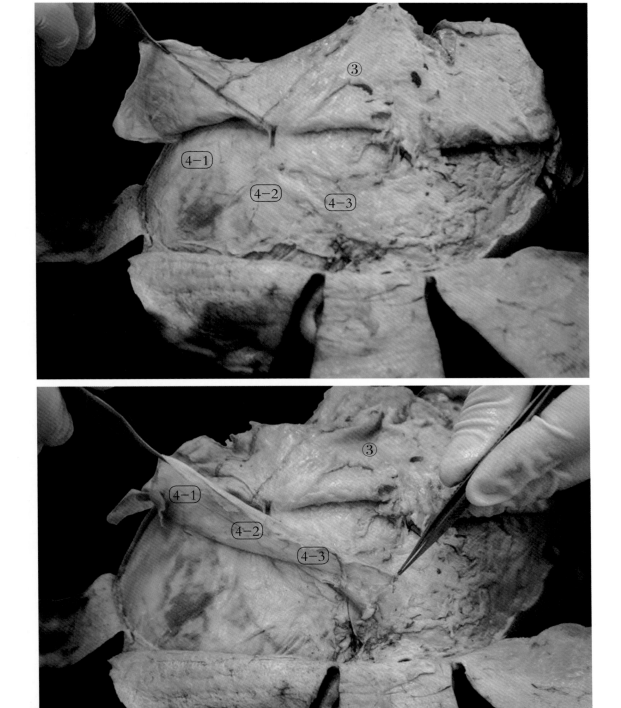

图 2-4　第 4 层：支持韧带和间隙。③ 浅表肌肉腱膜系统（SMAS）　4-1 帽状腱膜下筋膜
4-2 无名筋膜　4-3 腮腺颞部筋膜

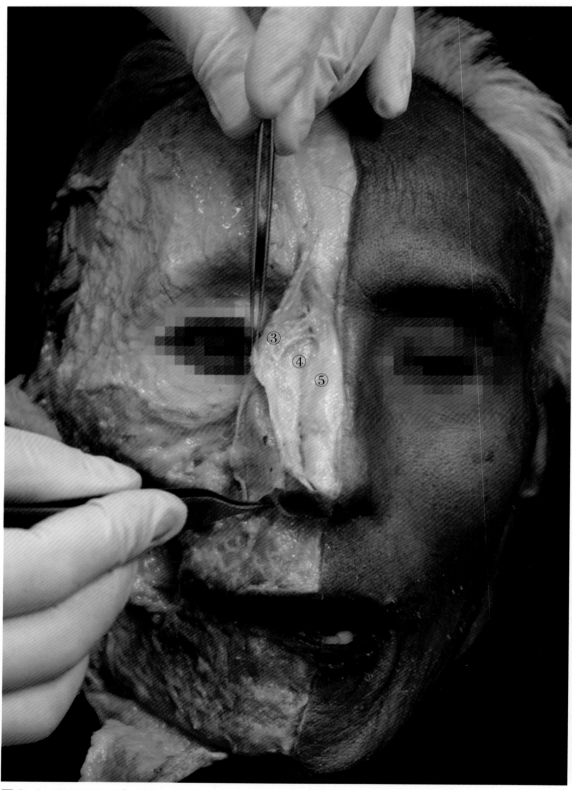

图 2-5 鼻部层次。③ 纤维肌层（即 SMAS ）　④ 深层脂肪层　⑤ 骨膜和软骨膜

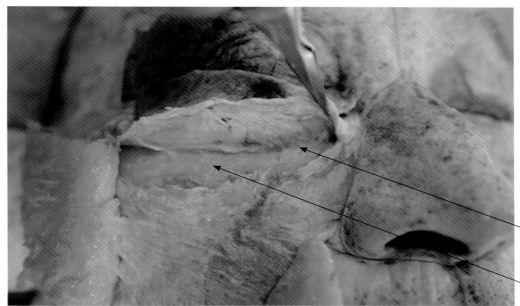

泪槽韧带

外侧眼轮匝
肌支持韧带

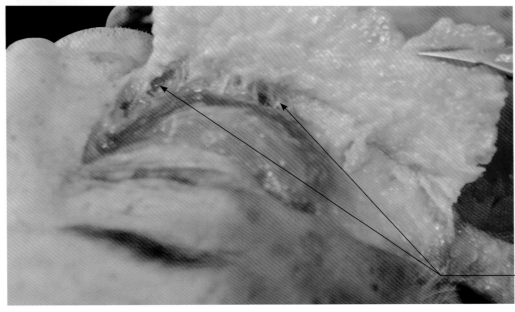

颧皮韧带

图 2-6 眶下沟；支持韧带

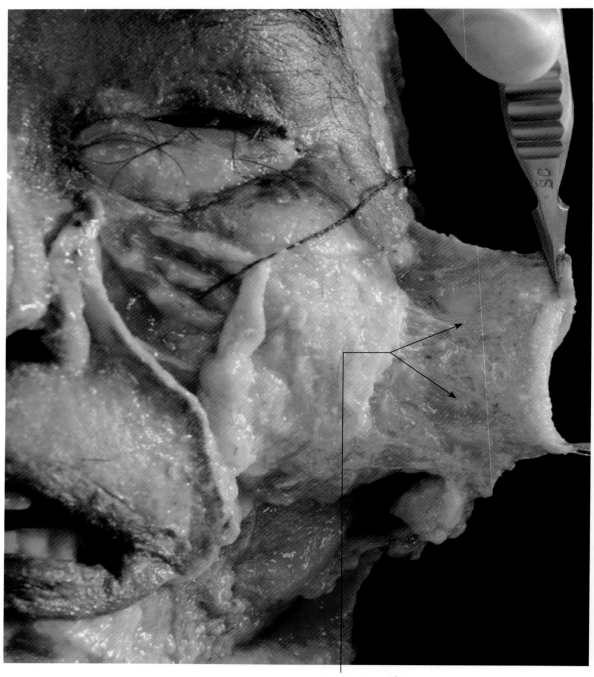

图 2-7 咬肌皮肤韧带

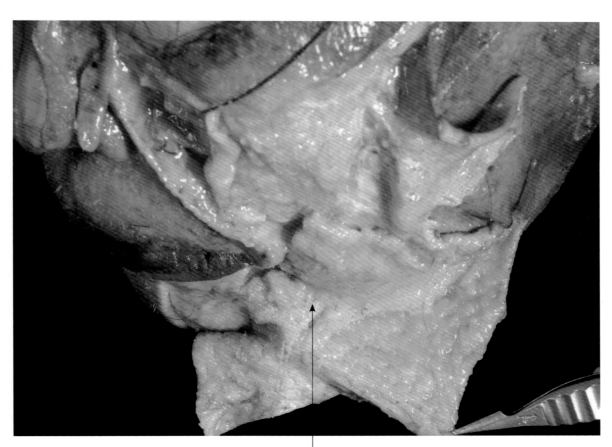

下颌骨支持韧带

图2-8 下颌骨支持韧带

眶外侧脂肪室　　眶下脂肪室

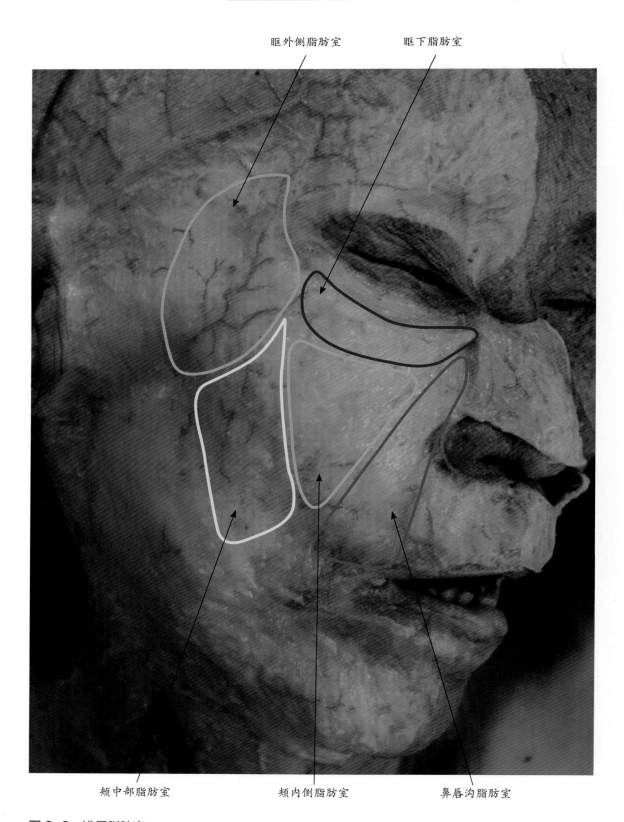

颊中部脂肪室　　颊内侧脂肪室　　鼻唇沟脂肪室

图 2-9 浅层脂肪室

2. 面部肌肉

见图2-10。

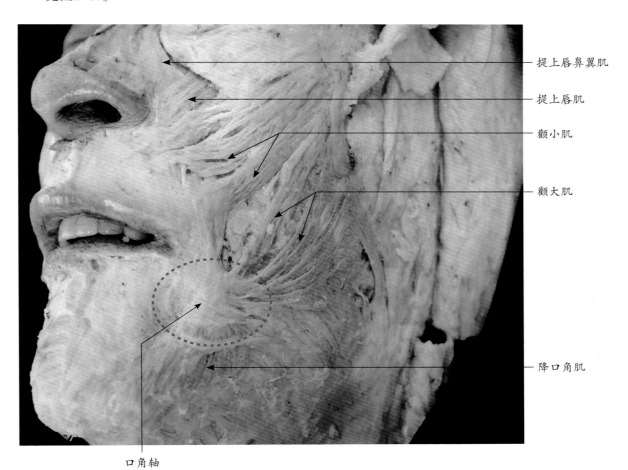

提上唇鼻翼肌

提上唇肌

颧小肌

颧大肌

降口角肌

口角轴

图 2-10 面部肌肉

3. 面部血供

见图2-11~图2-13。

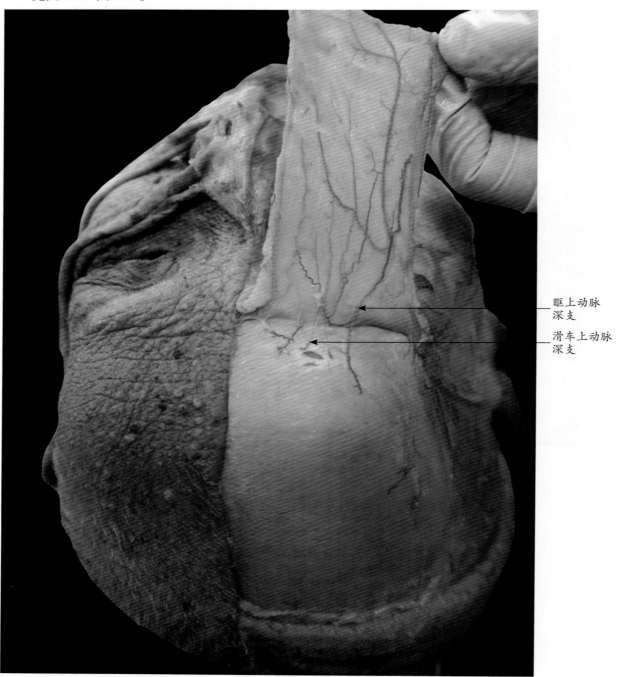

眶上动脉
深支

滑车上动脉
深支

图2-11 滑车上动脉和眶上动脉

哨兵（颧颞）静脉

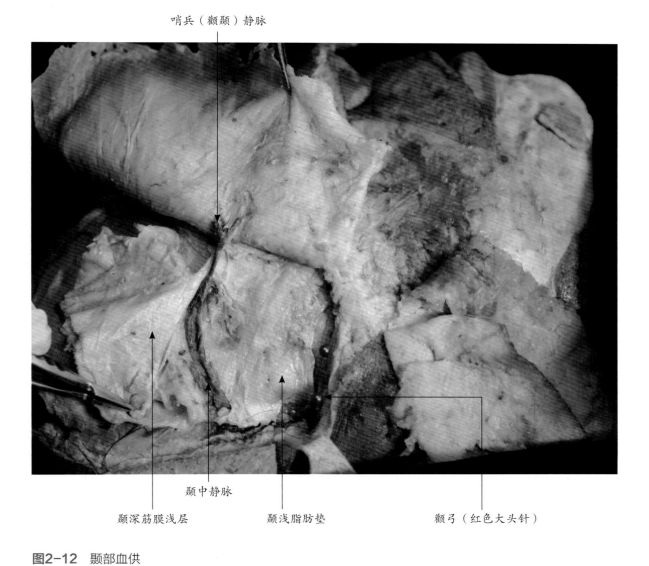

颞中静脉

颞深筋膜浅层　　　颞浅脂肪垫　　　颧弓（红色大头针）

图2-12　颞部血供

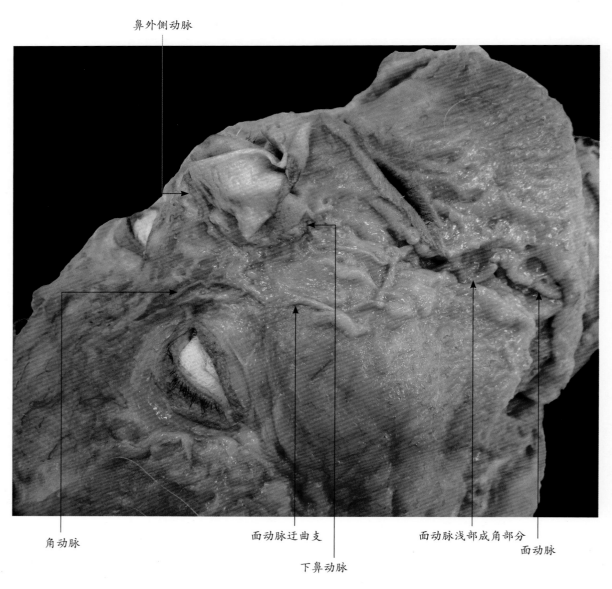

鼻外侧动脉

角动脉

面动脉迂曲支

下鼻动脉

面动脉浅部成角部分

面动脉

图2-13 面动脉及分支

4. 面部神经

见图2-14、图2-15。

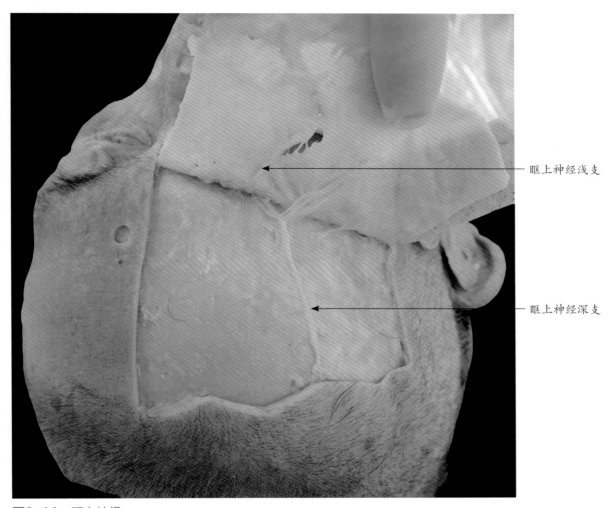

眶上神经浅支

眶上神经深支

图2-14 眶上神经

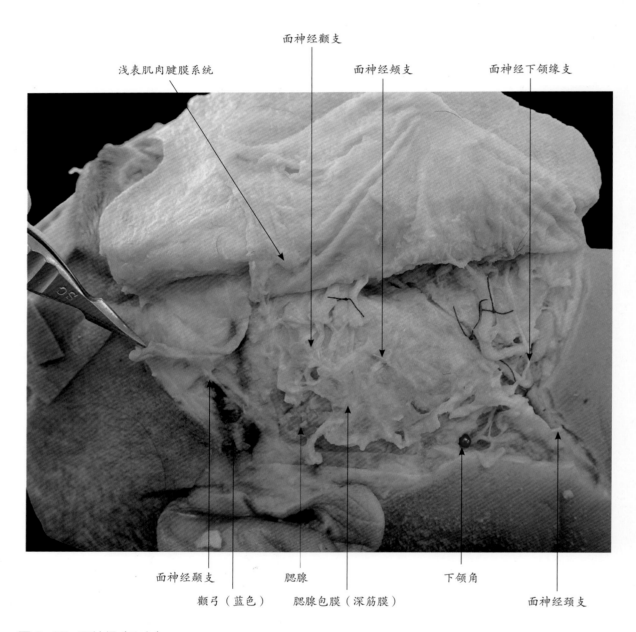

图 2-15 面神经（5 支）

第三章

透明质酸
填充剂的特性

Won Lee，M.D.，Ph.D.，整形外科医生

透明质酸填充剂的特性

在这本书中，我们首先将透明质酸（玻尿酸）填充剂分为硬性填充剂和软性填充剂。在本章中，我们将讨论透明质酸填充剂的特性，以了解填充剂在适当位置的注射。

1. 透明质酸

透明质酸是皮肤、滑膜滑液和玻璃体中存在的一种双糖。分子结构如图3-1所示。

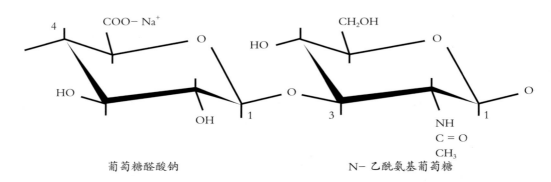

葡萄糖醛酸钠   N-乙酰氨基葡萄糖

图3-1 透明质酸分子结构

2. 透明质酸制造工艺

透明质酸填充剂由以下制造工艺制成：

称重 → 溶解 → 反应 → 切割 → 洗涤 → 筛选 → 充填 → 高压灭菌（图3-2）。

3. 透明质酸填充剂的特性

3.1 双相与单相

一般来说，将透明质酸填充剂分为单相和双相两类。但是，这种分类是依据制造工艺的不同，不是科学的词语。最流行的双相填充剂有瑞蓝，最流行的单相填充剂有乔雅登。

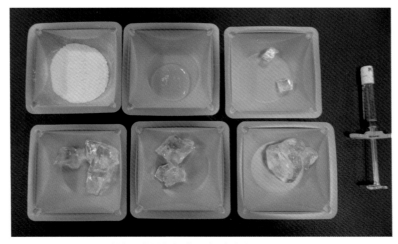

图 3-2　透明质酸填充剂制造过程中的变化

3.2 透明质酸的浓度

透明质酸的浓度即1mL填充剂中有多少透明质酸。许多透明质酸产品的浓度为20mg/mL。通常，已知5.5mg透明质酸相当于1mL水，因此注射透明质酸填充剂后，可能会因吸收周围的水而肿胀。

3.3 颗粒大小

透明质酸填充剂的颗粒大小（图3-3）由制造工艺决定。产品按颗粒大小分为硬性填充剂和软性填充剂。

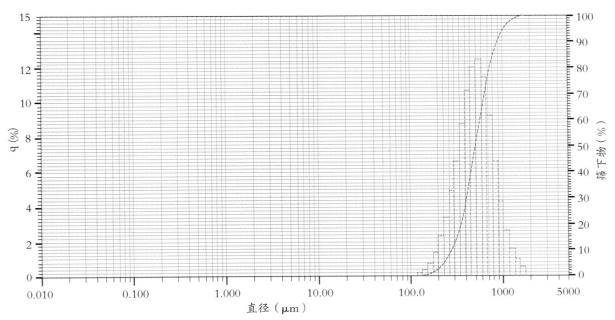

图 3-3　颗粒大小（Chaeum 品牌）

3.4 注射阻力

注射阻力是注入该种填充剂所需力量的参数，应使用相同直径的注射针进行测试（图3-4）。

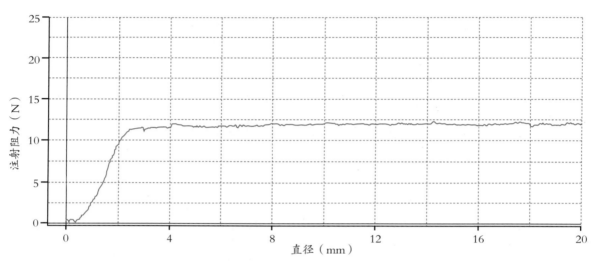

图3-4 注射阻力（N）。27G 针头，透明质酸填充剂

3.5 流变学

用流变仪（图3-5）测试了填充剂的客观参数。这些参数（图3-6、图3-7）可以"告诉"我们填充剂的硬度、黏性以及更多的数据。

流变参数

G'：弹性模量，储能模量。

G'是由外部应力引起的变形程度的参数。当G'较高时，填充材料不易变形。表明材料的硬度。

复数黏度

复数黏度是阻力的参数。当复数黏度较高时，填充剂较难注射。

凝聚力

凝聚力是填充剂相互聚合的客观参数。它不是一个特定的流变学术语，却是一个非常重要的参数。

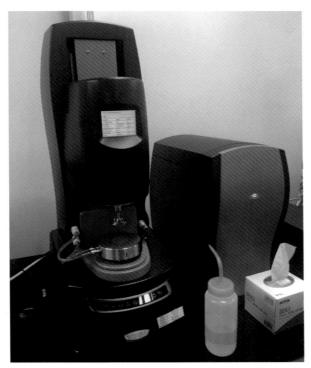

图3-5 流变仪

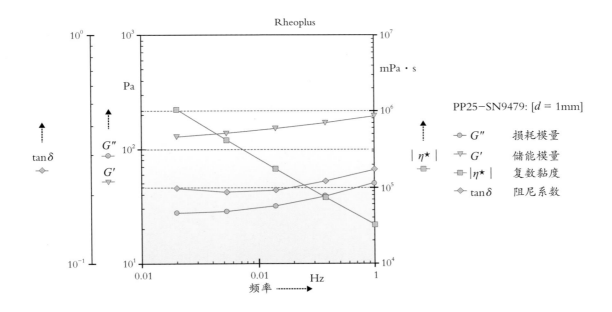

图3-6 透明质酸填充剂的流变学数据。G'，G''，复数黏度，$\tan\delta$

（Courtesy from Biomedical Dermatology 2018 Clinical application of a new hyaluronic acid filler based on its rheological properties of the anatomical site of injection. Won Lee et al. /doi.org/10.1186/s41702-018-0032-9）

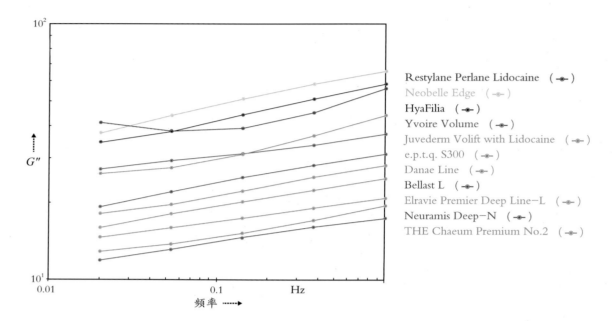

图3-7 不同透明质酸填充剂的流变学数据*G'*。频率: 0.02~1Hz（25℃）

（Courtesy from Dermatologic Surgery 2019 Practical guidelines for hyaluronic acid soft tissue filler applications in facial rejuvenation. Won Lee et al. ）

换算表：Chaeum（Dermalax®）系列

	利多卡因	品牌	容量					
			0	1	2	3	4	5
国产（韩国）Chaeum	无利多卡因	Shape						Shape10
		Pure		No.1	No.2	No.3	No.4	
	有利多卡因	Premium	Moist	No.1	No.2	No.3	No.4	
		Style		No.1	No.2	No.3	No.4	
进口	无利多卡因	Volus						Volus10
		Hyalsense		Fine	Ultra	Sub-Q		
		Demalax		Dema1x	Deep	Implant		
		Revolax		Fine	Deep	Sub-Q		
		Dermaren		Fine	Deep	Sub-Q		
		JBPNano-link		Fine	Deep	Sub-Q		
	有利多卡因	Hyalsense		Fine Plus	Ultra Plus	Sub-Q Plus		
		Demalax		Plus	Deep Plus	Implant Plus		
		Revigance		Plus	Deep Plus	Implant Plus		
		Revolax		Finew/L	Deepw/L	Sub-Qw/L		
		Dermaren		Finew/L	Deepw/L	Sub-Qw/L		
				Finew/L	Deepw/L	Sub-Qw/L		

建议阅读

1. Lee W, Yoon J-H, Koh I-S, Oh W, Kim K-W, Yang E-J. Clinical application of a new hyaluronic acid filler based on its rheological properties and the anatomical site of injection. Biomedical Dermatology. 2018;2(1).

2. Yang B, Guo X, Zang H, Liu J. Determination of modification degree in BDDE-modified hyaluronic acid hydrogel by SEC/MS. Carbohydrate polymers. 2015;131:233-239.

3. Choi SC, Yoo MA, Lee SY, Lee HJ, Son DH, Jung J, et al. Modulation of biomechanical properties of hyaluronic acid hydrogels by crosslinking agents. Journal of biomedical materials research Part A. 2015;103(9):3072-3080.

4. De Boulle K, Glogau R, Kono T, Nathan M, Tezel A, Roca-Martinez JX, et al. A review of the metabolism of 1,4-butanediol diglycidyl ether-crosslinked hyaluronic acid dermal fillers. Dermatologic surgery : official publication for American Society for Dermatologic Surgery [et al]. 2013;39(12):1758-1766.

5. Tezel A, Fredrickson GH. The science of hyaluronic acid dermal fillers. Journal of cosmetic and laser therapy : official publication of the European Society for Laser Dermatology. 2008;10(1):35-42.

第四章

额部

Gi-Woong Hong，M.D.，Ph D.，整形外科医生

1. 注射前的思考

额部的边界在垂直方向上从发际线的中点到眉毛，在水平方向上两侧达颞上隔（STS）。与西方人较长的额枕径和较窄的颅骨相比，东方人的额枕径较短且颅骨较宽。然而，虽然东方人有较宽的水平宽度，但真正的额部水平长度通常较短。此外，由于东方人的水平眼距较小，所以内眦间距看起来比西方人大。额部为凸形，侧面较规则，有一个S形的上面部形状以显示一个柔和的面部形象。不规则的额部形状的正面观使额部在视觉上更短，给人沉闷的形象，所以需要改善。额部有足够的凸面可以使脸看起来更小。东方人喜欢小脸，所以填充额部和眉间是适合的。需要注意的是，眉部和眼眶区域相对凹陷，而鼻部也相对凹陷，所以填充不要高于眶上嵴。

额部下2/3通常较凹陷，额结节与眶上嵴之间的区域一般较凹陷，分为3型：中央型，为眉间上凹陷；双侧型，为眉毛上凹陷；混合型。额部上1/3不太可能凹陷，但可有一个角度，并可能有一类即上下部均凹陷（总体型）。

眉间凹陷有多种原因。骨骼凹陷会导致眉间凹陷。软组织凹陷也会导致眉间凹陷，但通常伴随皱眉肌收缩导致的垂直皱纹和降眉间肌收缩导致的水平皱纹。皱纹通常双侧出现，但也可能表现为一侧突出的垂直皱纹（图4-1-1）。

较浅的皮肤皱纹或轻度凹陷可以通过注射肉毒毒素和/或填充剂来矫正。然而，长期肌肉收缩引起的深部皱纹、皮下脂肪凹陷、瘢痕样皱纹等都不能得到完全的矫正，因此预测其结果是非常重要的。此外，眉间凹陷往往伴随着额头凹陷，所以最好是和患者充分沟通后，对两个部位同时进行注射。

2. 解剖思考

额部正中脂肪室和双侧额中部脂肪室位于皮下层。额中部脂肪室与颞颊外侧脂肪室在颞部外侧相连，颞上隔位于两者之间。在这一层的注射过程中，存在着动脉走行浅、静脉直径大等问题；注射较硬的填充剂时由于脂肪室之间存在隔膜导致注射外形不规则、塑形困难（图4-1-2）。

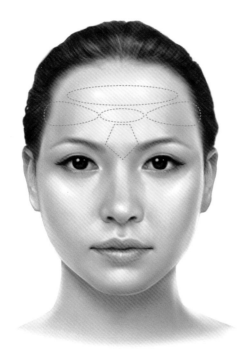

额部凹陷
额部下 2/3：主要凹陷
额部上 1/3：小的凹陷
1）双侧型
2）中央型
3）混合型
4）总体型

眉间凹陷：
1）骨型
2）脂肪型
3）皱褶型
4）混合型

图 4-1-1 额部凹陷和眉间凹陷的分类

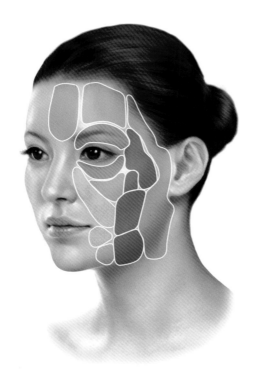

面部浅层脂肪室吸收顺序
1（红）＝眶上脂肪室和眶下脂肪室
2（绿）＝颊中部脂肪室
3（蓝）＝眶外侧脂肪室和颊外侧脂肪室
4（黄）＝鼻唇沟脂肪室和下颌脂肪室
5（粉）＝额正中脂肪室、额中部脂肪室
　　　　　和颞颊外侧脂肪室

图 4-1-2 浅层脂肪室的吸收顺序

额肌附着在眉上，将眉毛上拉，而对抗性肌肉则是将眉毛下拉的降眉间肌、皱眉肌和降眉肌以及眼轮匝肌（图4-1-3）。额肌延伸至帽状腱膜，在后方与枕肌相连。向外侧延伸至穿过颞上隔（STS）的颞浅筋膜（STF）。额肌与骨之间有一个间隙，在这个间隙的外侧可以看到深层脂肪室，但在内侧几乎看不到。

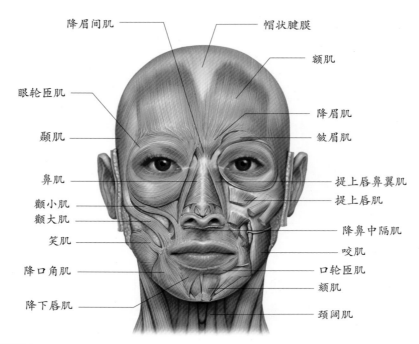

图4-1-3 面部肌肉

额肌在眶上缘上方3.5cm处分成两部分，或在更高的平面分叉，有时不分叉。因此，有建议认为肉毒毒素也需要注射到额肌的中上部。

皱眉肌位于眉毛最深部，它将眉毛下拉，形成垂直的眉间皱纹，并分出横头和斜头，但在临床上并不重要。皱眉肌起源于鼻根点上方1cm，从中线向外3mm处，呈扇形向上走行附着在眉毛处的皮肤上。当我们看到眉间纹时，皱褶线的外侧是皱眉肌附着在皮肤的地方，最厚的部分有2~3mm，位于内眦与瞳孔中线之间。

降眉间肌起源于靠近鼻根和内眦的鼻部SMAS层，向上延伸并附着在眉毛之间的皮肤上，收缩时在鼻背形成水平皱纹。

颞浅动脉在眶上缘水平处分为额支（前支）和颞支（后支），额支沿上内侧60°方向走行，并在眉尾上1.5~2cm处与额肌外侧边界相遇（图4-1-4）。颞浅动脉在额肌外侧缘位于颞浅筋膜深层，逐渐浅行在外眦的垂线位于皮下脂肪层，因此在浅层注射时不要刺破血管。面神经分支走行经过颞区到眉外侧上方1~1.5cm的额肌。

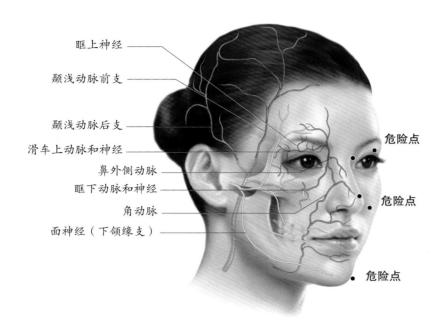

眶上神经
颞浅动脉前支
颞浅动脉后支
滑车上动脉和神经
鼻外侧动脉
眶下动脉和神经
角动脉
面神经（下颌缘支）

危险点
危险点
危险点

图4-1-4 额部外侧血液供应

滑车上动脉和滑车上神经在眼眶内侧垂直线的水平上经滑车上切迹（孔）穿出。滑车上动脉分为浅支和深支。深支沿骨膜深层走行，浅支在眶上缘上方1.5cm处穿出额肌进入皮下脂肪层。浅支是滑车上动脉的主要分支。

滑车上动脉的浅支沿眉间皱眉纹（眉间皱纹）走行，并且额中央动脉可以沿额部中央皱纹走行，因此在改善这些皱纹时应格外小心。

眶上动脉和眶上神经穿经眶上孔，其位于角膜内侧缘的垂直线上，在皱纹肌的横头与斜头之间走行，浅支穿额肌浅出（图4-1-5）。

滑车上动脉和神经以及眶上动脉和神经经额肌穿出的路径是可变的，因此应予以注意，由于滑车上动脉走行比眶上动脉表浅，因此应谨慎在眉间区皮下注射以防止皮下真皮下血管网受损和皮肤坏死（图4-1-6）。

通常，额部凹陷在眶缘上方可见，同时在该区域的动脉穿出额肌并走行在肌肉浅层，因此在骨膜上注射是相对安全的。

眶周肿胀可能是因为填充剂注射后会发生弱化的眼轮匝肌支持韧带（ORL）移位，该韧带位于眶上缘上方2~3mm处，并作为额部与眶部之间的界线。另一个原因可能是过多的眼轮匝肌后脂肪垫容纳了移位的填充剂。因此，不建议在眶上缘附近注射，并且应于皮下层注射少量较软的填充剂。

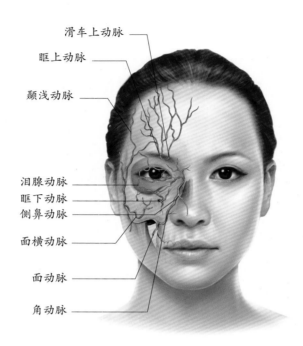

滑车上动脉

眶上动脉

颞浅动脉

泪腺动脉

眶下动脉

侧鼻动脉

面横动脉

面动脉

角动脉

图4-1-5 额部和眉间血液供应

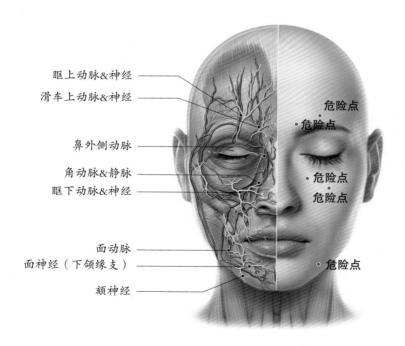

眶上动脉&神经

滑车上动脉&神经

鼻外侧动脉

角动脉&静脉

眶下动脉&神经

面动脉

面神经（下颌缘支）

额神经

危险点

危险点

危险点

危险点

危险点

图4-1-6 危险点：高风险区域

3. 注射技术

3.1 额部

额部双侧凹陷或额头中央凹陷不多的混合型凹陷处的进针点为眉毛外侧部分的上缘，额颞部的交界处。用针刺破皮肤后，插入钝针，穿透额肌，然后将钝针置于肌肉下方。检查骨膜，然后轻轻移动钝针尖端。由于钝针尖端位于额肌下层，钝针尖端可以非常容易地移动。由于额部不是完全平坦的形状，因此钝针尖端在感觉到骨膜层后，采用扇形技术进行操作。当接近所需填充的部位时，应在肌肉下平面采用退针、扇形技术进行填充剂注射（图4-1-7）。额部两侧发际线处的凹陷填充，位于额肌、帽状腱膜交界处，钝针通过较为困难，即使采用钝针，仍容易导致颞浅动脉受损，需比注射其他部位更小心。

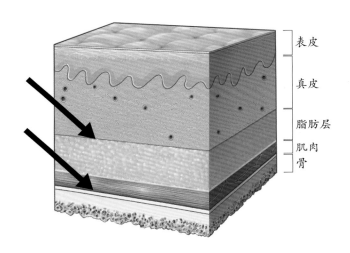

表皮

真皮

脂肪层
肌肉
骨

▷ 肌肉下注射量
Perlane 或 Sub Q：1~2mL
Sub Q：23G 针头
Perlane：27G 针头

▷ 皮下注射可改善凹陷的皱纹并补充容量不足的区域，使表面平整
Restylane 利多卡因 0.5~1mL：30G 针头

图4-1-7 额部：注射平面、材料、注射量和说明

可以在中央型凹陷处做额外的进针点，穿刺点在中央型凹陷处与眉间区域之间。进针点应在中线略偏外侧，以避开额头中央的动脉。穿透额肌并将针尖进入肌肉下平面。注射填充剂时采用退针、扇形、交叉、微滴注射的技术。

额部上部凹陷见于总体型。进针点应位于瞳孔中线与发际线的交点上；此外，注射应在肌肉下平面进行（图4-1-8）。

容量补充后，建议在皮下注射软性填充剂，以覆盖不规则区域或修饰与未注射部位的衔接（图4-1-9、图4-1-10）。

额肌的活动可能导致动态皱纹进而使填充剂可能移位或影响填充剂的维持时间，当有不受额肌影响的静态皱纹时，建议将软性填充剂用蕨叶或鸭行注射技术注入真皮层。同时注射肉毒

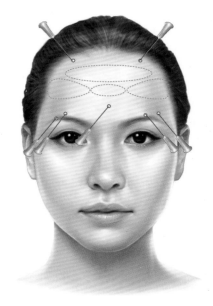

额部进针点

下 2/3（主要凹陷）

（1）眉毛外侧上缘

（2）角膜外侧缘与外眦之间眉毛上缘，额颞交界处周围

（3）中央上 1/3 凹陷的中下点：前发际点

注射技术

退针、水平、扇形、交叉

微滴注射使外观平整

图4-1-8 额部：进针点和注射技术

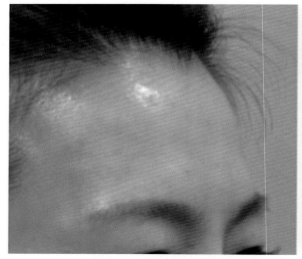
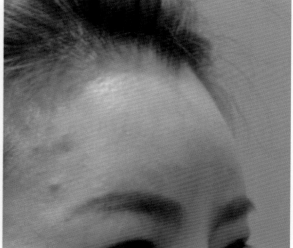

图 4-1-9 额部填充：注射前和注射后（1）

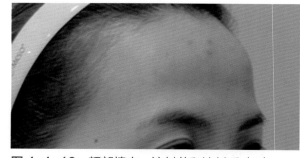
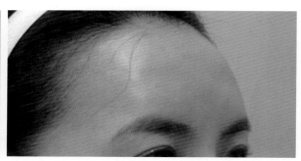

图 4-1-10 额部填充：注射前和注射后（2）

毒素是有必要的，经验少的医生建议分两次操作，也就是先注射肉毒毒素放松动态皱纹，2周后再进行填充，这样会比较安全。

3.2 眉间

在眉间区凹陷注射时，建议在额部凹陷和眉间区之间，如前所述在中线偏外侧取一个进针点。穿透眉间区肌肉，并在肌下层注射，使用退针、扇形、微滴和线状注射技术（图4-1-11）。容量填充注射后，在真皮或真皮下注入软性填充剂以形成平滑的轮廓。

眉间凹陷通常出现在眉间皱眉纹位置，这是皱眉肌收缩的结果，因此建议对每个皱眉纹都注射肉毒毒素和填充剂（图4-1-12）。

眉间注射的填充剂建议以玻尿酸为优选，不要注射具有胶原蛋白增生作用的填充剂，会有比较高的概率发生不可逆的结节。

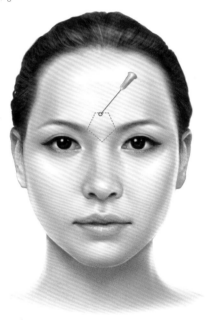

眉间进针点

注射技术
退针、扇形
微滴和线状注射使外观平整

图4-1-11 眉间：进针点和注射技术

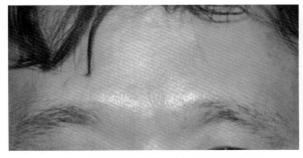
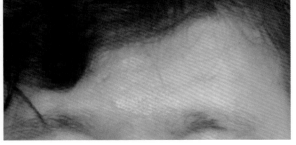

图4-1-12 眉间凹陷矫正：注射前和注射后

通常，滑车上动脉浅支走行于肌肉内或肌肉上层；因此，皮下注射是危险的。建议在真皮或真皮下层注射软性填充剂（图4-1-13）。

在真皮或真皮下注射时，建议不要使用线状注射技术，而是使用蕨叶注射技术，即在垂直于皱纹的侧面注射填充剂，或使用鸭行注射技术，即在皱纹的侧面60°注射填充剂。另外，填充剂可以在皱纹的侧面注射，因此最好采用捏持技术和/或拉伸技术在皱纹的位置进行注射填充。这些方法可以有效地使注射轮廓平滑。由于动脉沿着皱纹走行，当注射方向与皱纹平行时可能会发生血管损伤。

眉间皱眉时，降眉间肌也会收缩，并在鼻背形成水平皱纹。建议注射填充剂可以和注射肉毒毒素一起进行。但是，由于70%的东方人该部位有内眦间静脉，因此也建议垂直于皱纹或以60°方向注射填充剂。最好使用软性填充剂在真皮或真皮下注射，如果需要补充容量，应在肌肉下层注射。

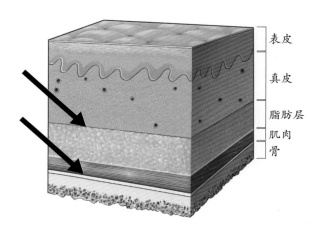

肌肉下注射量
Perlane 或 Sub Q：0.5~1mL
Perlane：27G 针头
Sub Q：23G 针头

皮下注射可改善凹陷的皱纹并补充容量不足的区域，使表面平整
Restylane 利多卡因 0.3~0.5mL：30G 针头
注射眉间皱纹时注意避开滑车上动脉
注意额部正中动脉走行于额部中线上

图4-1-13 眉间：注射平面、产品、注射量和说明

建议阅读

1. Costin BR, Plesec TP, Sakolsatayadorn N, Rubinstein TJ, McBride JM, Perry JD. Anatomy and histology of the frontalis muscle. Ophthalmic plastic and reconstructive surgery. 2015;31(1):66-72.
2. Jones D. Volumizing the face with soft tissue fillers. Clinics in plastic surgery. 2011;38(3):379-390, v.
3. Pessa JE, Rohrich RJ. Facial Topography: Clinical Anatomy of the Face: Quality Medical Pub.; 2012.
4. Rohrich RJ, Pessa JE. The fat compartments of the face: anatomy and clinical implications for cosmetic surgery. Plastic and reconstructive surgery. 2007;119(7):2219-2227; discussion 28-31.
5. Wu W, Carlisle I, Huang P, Ribe N, Russo R, Schaar C, et al. Novel administration technique for large-particle stabilized hyaluronic acid-based gel of nonanimal origin in facial tissue augmentation. Aesthetic plastic surgery. 2010;34(1):88-95.

Hyung-Ik Baik，M.D.，整形外科医生

1. 设计

额部相对较宽，形状不规则，故注射前的设计非常重要。局部麻醉药注射后可导致形状不规则，填充剂注射部位不均匀。注射前设计因患者需求而异。当注射整个额部时，设计如下：额部的水平边界是额头与颞部之间的边界。根据眶上嵴的突出程度，额部的下界可能在眉毛附近，也可能在突出的眶上嵴的上方。上界取决于发际线，注射可以在发际线之内或发际线下进行。

注射前应标记凸起和凹陷的区域，填充量应按实际需要量均匀分布。

2. 麻醉

局部麻醉阻滞滑车上神经和眶上神经。丰额时应谨慎，因为手术时间长且有表面不平整的可能性。作者偏好局部浸润麻醉以减轻患者对钝针或锐针与颅骨接触时的不适。用23G 50mm钝针从5个进针点注射局部麻醉药，用1%利多卡因与1∶200 000肾上腺素混合浸润整个额头区域。使用少于3mL的利多卡因。

3. 技术

3.1 钝针

使用23G 50mm钝针，用5个进针点，注射区域使用扇形技术重叠注射。首先，定位钝针尖端的位置，通过退针注射注入填充剂。

需要足够的时间，因为在一个区域注入的填充剂不能太多。要注射在骨膜上或帽状腱膜下层。

3.2 填充量

总填充量不超过3mL。

3.3 后续观察

局部注射的麻醉药可在注射填充数小时内或至多1天内吸收，但局部麻醉和填充剂注射可导致肿胀。建议在1周后观察进展情况。注射后观察到任何可疑变化时，应鼓励患者到诊所就诊。

3.4 注意事项

在滑车上/眶上切迹或孔处注射时应特别小心，因滑车上/眶上动脉尚未穿过额肌，且位于骨膜上层，即与填充剂注射相同的层次。

3.5 并发症及处理

注射后1天，眼睛、眉间和鼻子附近可能会出现肿胀，这可能是由于在眉毛附近注射填充剂行局部浸润麻醉所致。冰敷对此有很好的效果。麻药可能导致术后有压眉情况的发生，注射前要向患者解释数小时后就会缓慢恢复。

手术过程中眶上神经或滑车上神经损伤时会出现头皮感觉异常或神经痛，建议对症治疗直至痊愈。

注射后2~3天内出现红肿和压痛，应考虑皮肤坏死需要立即处理。注射透明质酸酶时应考虑滑车上和眶上动脉的位置。轻柔地按摩等使血管扩张的处置是有帮助的。

额部填充（图 4-2-1~ 图 4-2-3，表 4-2-1）

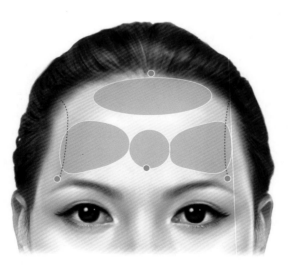
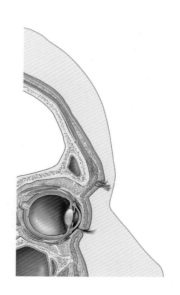

图 4-2-1 Gi-Woong Hong（整形外科医生）的技术：额部

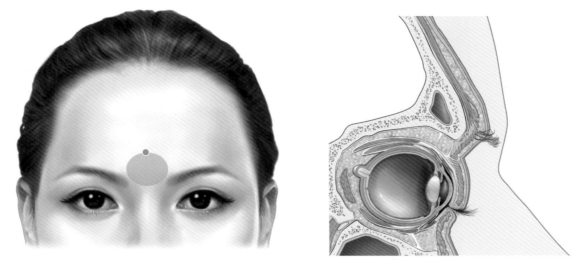

图4-2-2 Gi-Woong Hong（整形外科医生）的技术：眉间

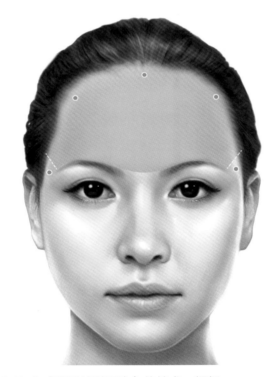

图4-2-3 Hyung-Ik Baik（整形外科医生）的技术：额部

表4-2-1 操作详情

	Gi-Woong Hong（整形外科医生）的技术：前额	Gi-Woong Hong（整形外科医生）的技术：眉间	Hyung-Ik Baik（整形外科医生）的技术：额部
锐针/钝针	23G钝针 硬性填充剂用来增容 软性填充剂用来平整表面	23G钝针：凹陷区 30G锐针：皱纹	23G钝针
每侧用量	硬性填充剂：1.5~2mL 软性填充剂：0.5~1mL	凹陷区：硬性填充剂0.5~1mL 皱纹：多数软性填充剂0.3~0.5mL	3mL
弹性	硬性填充剂：NO.3 软性填充剂：NO.2	硬性填充剂：NO.3 软性填充剂：NO.1	No.3
麻醉	外用麻膏 进针点局麻	外用麻膏 进针点局麻	区域阻滞
技术	退针、扇形和交叉技术 宽域增加 微滴技术：局部增加	退针、扇形和交叉技术 微滴技术 叶状或鸭步技术：皱纹	扇形技术
层次	硬性填充剂：肌肉下层注射 软性填充剂：真皮下层注射	硬性填充剂：肌肉下层注射 软性填充剂：真皮或表皮，真皮下层注射	骨膜下层

第五章

颞部

Gi-Woong Hong，M.D.，Ph.D.，整形外科医生

1. 设计

在确定凹陷区域时，在颞弓和颅骨之间画1条虚线。画1条上下边界线，从眼眶的外侧边缘到发际线。

2. 麻醉

在进针点注射1%利多卡因与1∶200 000肾上腺素混合的局部麻醉药。用23G钝针注入整个颞部区域。

3. 技术

3.1 钝针

使用23G 50mm钝针，在颞浅筋膜与颞深筋膜之间使用扇形技术注入填充剂。首先将钝针尖端定位在所需注射区域，然后使用退针注射技术注入填充剂。选择进针点时应考虑颞浅动脉的走行。然而，进针点的位置并不重要，因为主血管不在穿刺部位。更重要的是，从血管的角度看不要影响钝针位置或填充剂注射层。即使钝针尖端是钝的，也不难穿透颞浅筋膜并将钝针尖端定位在颞浅筋膜与颞深筋膜之间。其优点是：首先，颞浅动脉、面神经颞支等重要结构受到颞浅筋膜的保护，在该层注射较皮下注射安全；其次，比皮下注射更容易填充平整。

与颞肌下注射相比，具有相同的效果，但填充剂用量较少。另一个可填充的层次在颞深筋膜浅层与深层之间，但是很难均匀地填充。此外，颞中静脉正好位于此层，因此建议不要在此层注射，除非颧弓上方正好存在凹陷。

3.2 填充量

每侧的总量约为1mL。

3.3 后续观察

肿胀很容易消退，建议在1周内随访是否有严重并发症。

3.4 注意事项

注射时应轻柔、平滑，因为如果有出血，眼周区域会有严重的瘀青。

3.5 并发症及处理

可能会出现瘀青，应进行对症治疗。

Gi-Woong Hong，M.D.，Ph.D.，整形外科医生

1. 注射前注意事项

颞部是颞肌起始处的颞上线（STL）或颞上隔下方凹陷区域。东方人颧骨和颧弓突出，因为在衰老过程中容量减少所以颞部凹陷可能更突出。因此，当颞部填充在颅骨侧线和颧弓之间形成平滑轮廓时，面部凹陷会得到改善。

2. 解剖学思考

颞区由颞骨组成，称为颞窝。颞肌位于该窝，在颞肌浅层有两层筋膜。颞浅筋膜（STF）或颞顶筋膜（TPF）覆盖颞浅动静脉，在额部与帽状腱膜相连，在中面部与SMAS相连。深筋膜称为DTF、颞筋膜或颞肌筋膜，从颞上隔（STS）开始向下分为浅层和深层，两层在颧弓上方1cm处融合在一起，或不融合。多层构成多个间隙。颊脂肪垫又称颞深脂肪垫（DTFP），向颞部延伸，位于颞肌筋膜（TF）和颞深筋膜（DTF）之间。颞浅脂肪垫（STFP）位于颞深筋膜（DTF）的浅层和深层之间。它位于颧弓上方3~4cm处。颞下隔（ITS）将颞上室（UTC）、颞下室（LTC）分隔开，位于颞浅筋膜（STF）和颞深筋膜（DTF）之间（表5-2-1）。

颞上室被颞上隔和颞下隔包围，这是颞韧带和眶上韧带的延续。由柔软的组织组成，没有重要的血管或神经，因此该区域在提升时是固定的安全部位。

表 5-2-1　颞部的层次与面部其他部位相比

基本层次	中面部	颞部
皮肤	皮肤	皮肤
皮下组织	浅层脂肪室	颞颊外侧脂肪室
浅表肌肉腱膜系统	SMAS	颞浅筋膜（STF）或颞顶筋膜（TPF）
支持韧带和间隙	深层脂肪室	颞上室（UTC）或无名筋膜 颞下室（LTC）或纤维脂肪层，腮腺颞筋膜
骨膜和深筋膜	面部肌肉	颞深筋膜（DTF）的浅层和深层或颞肌筋膜（TF）

颞下室是颞下隔（ITS）下方的三角形区域，脂肪组织位于颧弓附近的下部。该下部区域是重要血管和神经所在的区域，例如面神经颞支、颧颞神经（ZTN）内侧和外侧支以及哨兵静脉。面神经颞支走行与颞下隔（ITS）边界平行，但存在变异。

颞部区域由颞浅动脉和颞深动脉供血。颞浅动脉从颈外动脉发出，并向颞部和额部外侧供血。颞深动脉从上颌动脉分出（颈外动脉分支），并向颞区供血。颞浅动脉沿耳前在耳屏的内侧垂直向上走行，在眶上缘的水平分为前支和后支（图5-2-1）。前支在颞浅筋膜深层60° 方向上走行，并在眉外侧上缘上方1.5~2 cm处与额肌相遇，在外眦的垂直线水平处浅出。

面神经颞支的走行与颞下隔（ITS）平行。通常，它位于颞浅动脉（STA）前支的下方。Pitanguy线是面神经走行的一条虚线，其长度从耳屏下方0.5cm到眉毛侧缘上方1.5cm处。穿过腮腺后，颞支穿透腮腺咬肌筋膜走行穿过颧弓。然后在颞浅筋膜下走行，因此，在浅层注射时应加倍小心。

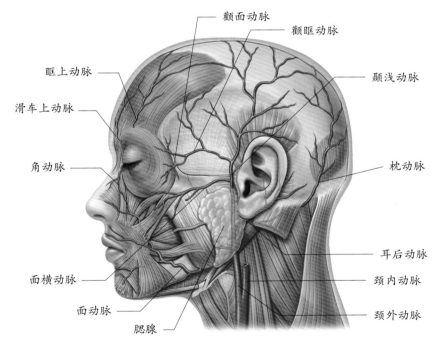

颧面动脉
颧眶动脉
眶上动脉
颞浅动脉
滑车上动脉
枕动脉
角动脉
面横动脉
耳后动脉
颈内动脉
面动脉
颈外动脉
腮腺

图 5-2-1 颞浅动脉

通常，颞支从颧弓上方2~3cm走行至眼眶外侧1~1.5cm浅出（图5-2-2）。

哨兵静脉和颞中静脉是最大的面部静脉之一，因此填充剂注入静脉可能导致海绵窦血栓形成或肺栓塞。颞中静脉（图5-2-3）位于颞浅脂肪垫（STFP）中，在颞深筋膜（DTF）浅层与深层之间。颞中静脉直径为5~10mm，位于颧弓上方2cm处，并汇入颞浅静脉。填充剂注射进入颈内静脉会导致肺栓塞，并且有由于脂肪注射导致肺栓塞的报道。

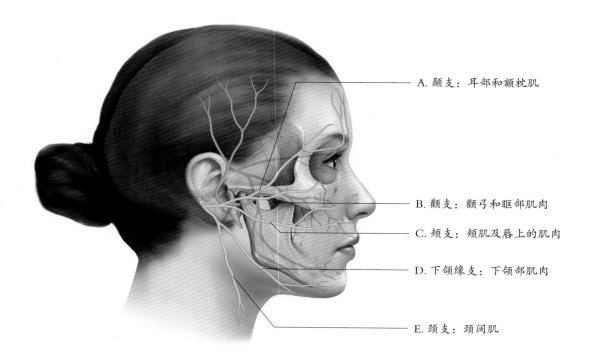

A. 颞支：耳部和额枕肌

B. 颧支：颧弓和眶部肌肉

C. 颊支：颊肌及唇上的肌肉

D. 下颌缘支：下颌部肌肉

E. 颈支：颈阔肌

图 5-2-2 支配面部表情肌的面部运动神经

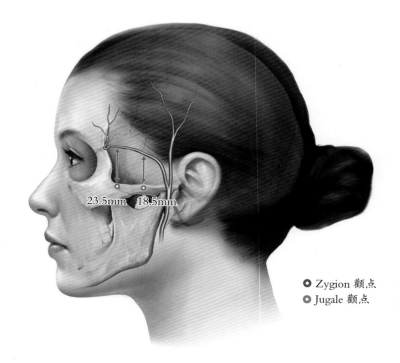

23.5mm 18.5mm

○ Zygion 颧点
◐ Jugale 颧点

图 5-2-3 颞中静脉

哨兵静脉是上颌内静脉的一个分支，也称为内侧颧颞静脉，直径为2~3mm。垂直走行穿过颞肌、颞深筋膜（DTF）和颞浅筋膜（STF），并且穿出的位置在颧额缝的外侧面5mm，即外眦的外侧2.5mm处。进行拉皮手术操作时，可见颞浅筋膜（STF）与颞深筋膜（DTF）之间紫色的静脉即为哨兵静脉。穿出颞浅筋膜（STF）后，发出眉外侧分支和颞顶分支走行于皮下层，在执行较高的静脉压操作（如Valsalva动作）时可以看到。有时，在通过注入填充剂填充颞部后，可能会更明显地看到该血管。哨兵静脉是一种标志性结构，在其下方可找到面神经颞支。实际上，面神经颞支的走行与颞下隔（ITS）平行，并且哨兵静脉在其下方，因此一些医生坚持认为它不能作为指示标志。临床上，哨兵静脉通常与颞中静脉相通，但也有些与眶周静脉相通、与滑车上静脉和眶上静脉相交通，并可能与海绵窦相交通，因此在填充剂注射过程中可能会发生海绵窦血栓形成。在哨兵静脉穿出筋膜的区域，面神经分支也走行表浅，故该区域称为警戒区。

当我们从耳轮角至眶上缘画一条直线时，外侧眼眶边缘外直径为1cm的圆形区域为警戒区（图5-2-4）。

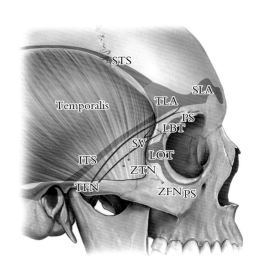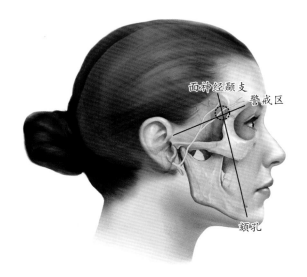

图5-2-4 面神经颞支（TFN）和哨兵静脉的关系

3. 技术

3.1 平面

由于先天性疾病或体重减轻，颞肌体积和/或颞浅脂肪垫（STFP）体积可以减小，由于衰老过程中颊脂肪垫的减少可以减小颞深脂肪垫（DTFP）体积。注射填充有多个潜在的间隙。皮下层脂肪组织不足，注射后可能导致轮廓不规则。颞部凹陷不明显的病例，建议注射在STF和DTF隔室之间。当需要大剂量注射时，建议在颞浅脂肪垫（STFP）处，颞深筋膜（DTF）的浅层与深层之间或颞肌下层进行注射。注射在颞深脂肪垫（DTFP）是非常困难的，并且注射到颞肌中可能会损伤颞深动脉和静脉的分支，并由于肌肉活动而减少填充剂保持的时间（图5-2-5）。

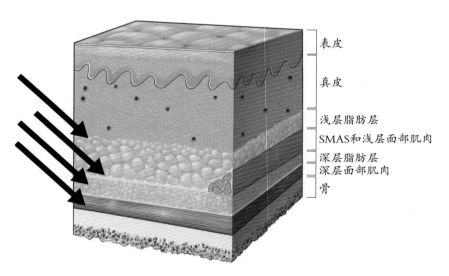

注射平面

· 筋膜下注射：颞浅筋膜（STF）或颞顶筋膜（TPF）和颞深筋膜（DTF）之间用钝针注射
· 颞浅脂肪垫（STFP）处注射：在颞深筋膜（DTF）浅层与深层之间用钝针注射
· 当脂肪层注射不足时，用锐针行肌肉下注射
· 如果需要每个区域注射，则Sub Q 1~2mL用23G锐针或钝针注射，用0.5~1mL Restylane利多卡因皮下注射使边缘平整

表皮
真皮
浅层脂肪层
SMAS和浅层面部肌肉
深层脂肪层
深层面部肌肉
骨

图5-2-5 颞部：注射平面和产品

3.2 进针点

颞部凹陷通常是前2/3凹陷。建议的进针点是眉毛的外眦垂线处，几乎在额头和颞部的交界处。此进针点可避开颞浅动脉前支和面神经颞支。当在皮肤下出现静脉分支时，应避免在该点进针。在进入点插入钝针后的第一个阻力是颞浅筋膜（STF），STF很容易被刺穿。第二个阻力是颞深筋膜（DTF），DTF质韧，所以钝针可以在这两层之间前行。在上下颞区注入填充剂。与颞下隔（ITS）平行注射，可以避免损伤位于ITS下的重要血管和神经（图5-2-6）。

当颞部凹陷严重时，很可能在颧弓上方出现凹陷。大量注射时，建议在DTF的浅层与深层之间或颞肌下层注射。在颧弓上缘和眶外缘外上方画一个直径为2cm的虚拟圆圈，在该圆圈区域注射可避开面神经分支、颧颞神经（ZTN）、哨兵静脉和颞中静脉（图5-2-7）。

在颞浅脂肪垫（STFP）处注射时，很容易穿透颞浅筋膜（STF），然后在颞深筋膜（DTF）处感受到阻力。在穿刺过程中，下一个阻力是穿透颞深筋膜的浅层，穿透颞深筋膜的深层有较强的阻力。可在颞浅脂肪垫所在的颞深筋膜浅层与深层之间轻柔地进行注射。注射时钝针尖端应能感觉到颞深筋膜深层，且不应越过颧弓上方2cm，以避开颞中静脉。其余区域没有那么凹

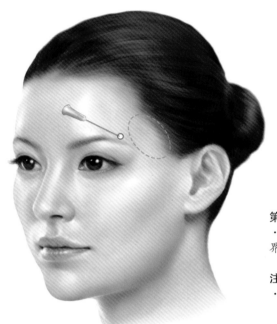

第一注射进针点：颞部前方凹陷的进针点
· 眉毛上缘外眦垂线处，与额部和颞部交界处周围

注射技术
· 退针、水平、扇形技术

图5-2-6 颞部：注射进针点和中度凹陷的填充技术

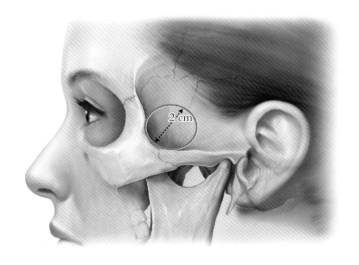

图5-2-7 颞部：颞部凹陷的注射点和注射技术
颧弓上缘与眶外侧缘外侧交界处直径为2cm的圆圈区域

陷，所以最好在颞浅筋膜与颞深筋膜之间注射。在肌肉下注射时，使用锐针比使用钝针更容易，将针头插入前面描述的虚拟圆圈处到达骨膜层。在注射之前，我们要考虑在这个最深的区域注射时需要注射更多的填充剂。

如前所述，通常为前2/3处存在凹陷，但当后1/3处也存在凹陷时，建议再取一个进针点并在颞浅筋膜与颞深筋膜之间注射。进针点避开神经、血管在外侧眉毛上缘水平线上方1cm发际线处（图5-2-8）。

注射填充后，如有任何外形不规则或可见的边界，最好在真皮和/或皮下注射软性填充剂（图5-2-9）。

颞部凹陷的填充如果填补得太满，反而会让患者有头变大的感觉，建议对于凹陷不是特别严重的患者，或是预算有限的患者，优先注射在发际线的位置，一样可以改善颞部的外视。

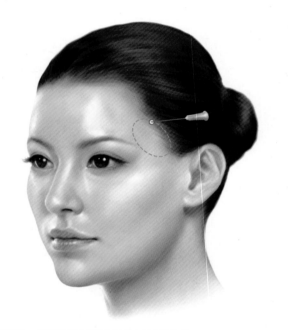

如有必要，第二个注射点用于颞后部凹陷注射
·前发际点（眉毛水平线以上约1cm）

注射技术
·退针、水平、扇形技术

图5-2-8 颞部：颞部后凹陷的注射点和技术

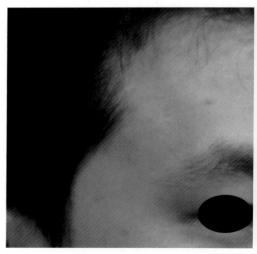
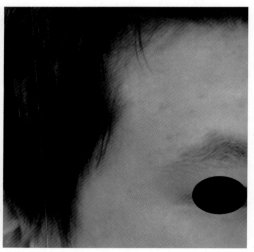

图5-2-9 颞部填充注射前和注射后

这是一种通过触诊避开颞浅动脉后，观察最凹陷的颞窝并将针垂直插入骨膜下平面的技术。但是，作者不推荐使用这种方法，因为使用这种方法的话，可能损伤颞浅动脉，而且可能损伤面神经的颞支、颞中静脉和颞深动静脉。

颞部填充（图 5-2-10、图 5-2-11，表 5-2-1）

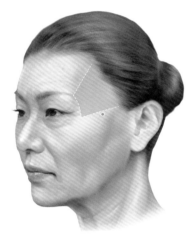
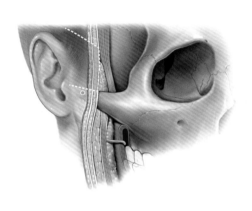

图 5-2-10 Hyung-Ik Baik（整形外科医生）的技术

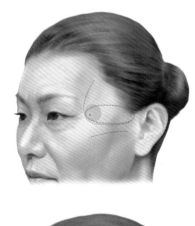
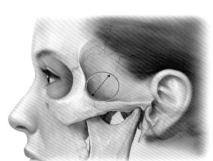
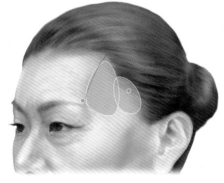

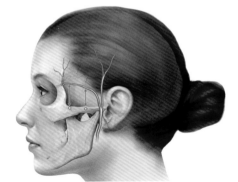

图 5-2-11 Gi-Woong Hong（整形外科医生）的技术

表5-2-1 操作详情

	Hyung-Ik Baik （整形外科医生）的技术	Gi-Woong Hong （整形外科医生）的技术
锐针/钝针	23G 钝针	中度凹陷：23G 钝针 重度凹陷：21G 钝针
每侧用量	1mL	中度：中硬性填充剂 0.5~1mL 重度：硬性填充剂1~1.5mL
弹性 The Chaeum	No.3	中度：No.2 重度：No.3~4
麻醉	局部利多卡因	EMLA表面麻醉药膏和进针点局部麻醉
技术	扇形技术	中度：退针、水平、扇形和交叉注射技术 重度：扇形三明治注射和快速塔状注射技术
层次	颞浅筋膜和颞深筋膜	中度：颞浅筋膜和颞深筋膜 重度：颞浅脂肪垫或颞肌下间隙

建议阅读

1. Hwang K, Kim DJ. Attachment of the deep temporal fascia to the zygomatic arch: an anatomic study. The Journal of craniofacial surgery. 1999;10(4):342-345.

2. Lei T, Xu DC, Gao JH, Zhong SZ, Chen B, Yang DY, et al. Using the frontal branch of the superficial temporal artery as a landmark for locating the course of the temporal branch of the facial nerve during rhytidectomy: an anatomical study. Plastic and reconstructive surgery. 2005;116(2):623-629; discussion 30.

3. Matic DB, Kim S. Temporal hollowing following coronal incision: a prospective, randomized, controlled trial. Plastic and reconstructive surgery. 2008;121(6):379e-385e.

4. O'Brien JX, Ashton MW, Rozen WM, Ross R, Mendelson BC. New perspectives on the surgical anatomy and nomenclature of the temporal region: literature review and dissection study. Plastic and reconstructive surgery. 2013;131(3):510-522.

第六章

面颊部

Eui-Sik Kim，M.D.，Ph.D.，整形外科医生

1. 设计

　　当我们讨论面颊凹陷时，文献中给出了不同的命名。东方文献多描写为侧颊部，西方文献多描写为前颊部（图6-1-1）。

　　关于形成Ogee曲线和 / 或苹果肌的位置，西方人和东方人有不同的观点。西方人把高颧骨描述为年轻的椭圆形脸，通常用Hinderer线（鼻翼沟到耳屏的连线和外眦到口角外的连线）进行描述，将外上部分作为最突点。东方人的脸宽且颧骨突出，所以Hinderer线的内侧部分要更突出，人看起来才年轻（图6-1-2）。

　　另一个方法是让患者自然地微笑，当前内侧突出时，要更多地填充这个部位，并在坐位注射。

1. 前内侧（前侧）颊部凹陷
 = 中面颊凹陷
 = 上颌前凹陷
2. 颊部凹陷（塌陷）
 = 面颊塌陷
 = 面颊凹陷
 = 颧骨下凹陷
3. 外侧颊部凹陷
 = 颧骨凹陷
 = 颧骨下凹陷

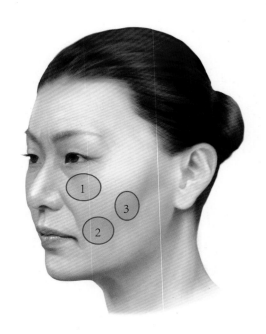

图6-1-1　面颊凹陷的分区

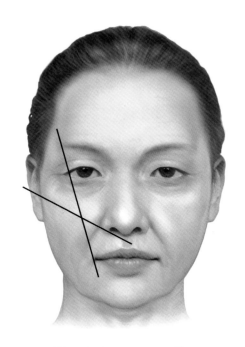

图6-1-2　Hinderer线

2. 麻醉

在进针点注入少量利多卡因，不干扰拟填充区域的轮廓。

3. 技术

从浅层到深层的解剖结构如下：皮肤，浅层脂肪层，眼轮匝肌，眼轮匝肌下脂肪（SOOF）、深部颊内侧脂肪（DMCF）、颧前间隙，骨膜前脂肪、骨膜（图6-1-3）。许多重要结构位于该部位，如眶下孔、颧面孔穿出的血管和神经、沿鼻颧沟的角静脉和不可预知的面动脉迂曲支等，因此建议使用钝针进行注射。

进针点位于拟填充区域的下外侧，而不是填充区域，即外眦的垂直线和鼻翼沟水平线的交点。该区域相对没有瘀青，可以避开上述重要结构（图6-1-4）。

当我们只填充浅层的颧脂肪垫时，它看起来不自然，而且在微笑时显得更加水肿，所以最好用高黏度的透明质酸填充剂来补充深层。

需要时在SOOF和深部颊内侧脂肪（DMCF）中注射少量填充剂，最好是额外增加浅层脂肪层的支架效应。SOOF内侧团位于角膜缘内侧，外侧团在外眦垂直线上分为内侧和外侧。外侧SOOF松弛地附着在骨膜上，形成颧前间隙。颧前间隙位于眼轮匝肌支持韧带（ORL）上缘和颧

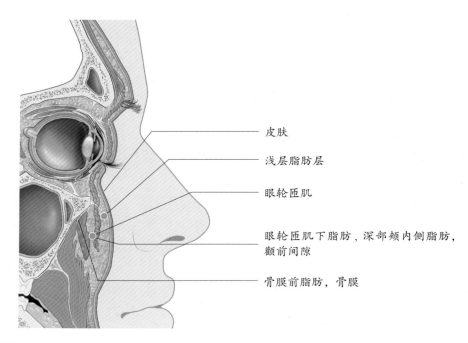

皮肤

浅层脂肪层

眼轮匝肌

眼轮匝肌下脂肪，深部颊内侧脂肪，
颧前间隙

骨膜前脂肪，骨膜

图6-1-3 前内侧颊部的5个解剖层次

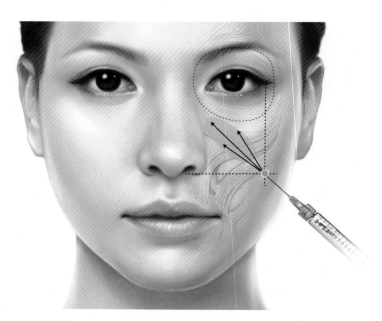

图6-1-4 矫正前内侧颊部凹陷的进针点

皮韧带（ZCL）下缘之间，当颧骨严重凹陷时可以注射，东方人中并不常见。

深部颊内侧脂肪（DMCF）分为上部和下部，因此当一个部位体积损失开始时，老化过程可能会产生级联效应。颧大肌和面静脉将深部颊内侧脂肪（DMCF）分为内侧和外侧，外侧DMCF与骨紧密相连，内侧DMCF与骨松散相连，形成Ristow间隙。

注射技术为：非注射手保护眶下缘，插入钝针，进入SOOF和DMCF层次，退针、扇形法注射。钝针尖端不应该完全离开进针点，而是在附近，并插入另一个路径，如应用风车注射（风车技术）。矫正过度后是非常不自然的，不要过度注射，建议在2周后进行少量的再次注射。当多个部位需要矫正时，应先矫正鼻唇沟。因为填充DMCF区域可以减少前内侧颊部注射，并且如优先矫正前内侧颊部和侧颊部区域时，面部会显得更宽。因此，填充顺序是鼻唇沟—前内侧颊部—外侧颊部—颊部。

Gi-Woong Hong，M.D.，Ph.D.，整形外科医生

1. 注射前充分评估

对于面颊凹陷，东方人倾向于将其描述为外侧颊部凹陷或颊部凹陷，而西方人则倾向于将其描述为前内侧颊部凹陷（颊中部凹陷）或颧突降低。关于苹果肌，西方人可能会填充上外侧颧骨区域，但由于东方人有突出的颧弓，所以首选前内侧填充（图6-1-5）。

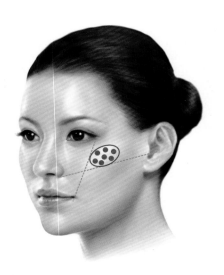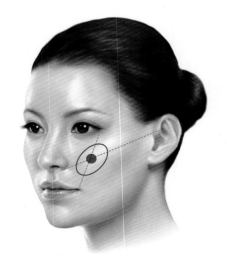

图6-1-5　西方人和东方人对苹果肌的不同定位

建议填充的位置在鼻翼沟上部到耳轮脚和耳屏的水平线与外眦至口角垂线的交点。建议填充后微笑时呈现平滑的轮廓，而不是像西方人那样呈现突出的轮廓。层次如下：皮肤，颧浅脂肪垫，眼轮匝肌，包括SOOF在内的DMFPs，包括颧大肌等表情肌、骨膜前脂肪和骨膜在内。当填充苹果肌时，建议在骨膜前脂肪所在的颧前间隙内注射。在前内侧面颊部、苹果肌中部注射时，建议注射在DMFPs内，不要注射成团块状，而是在脂肪层进行广泛注射。深层注射后的清洁，如前内侧颊部的无菌是非常重要的，应提醒患者不要使用任何化妆品（图6-1-6）。

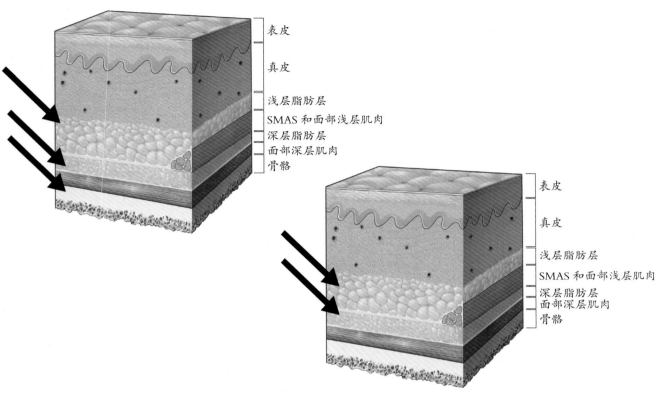

图 6-1-6 颊部：注射平面

2. 注射技术（图 6-1-7）

当前内侧颊部凹陷（颊中部凹陷）时，按照前面关于苹果肌的描述确定要填充的区域，插入钝针或锐针，并在所需区域的下外侧部分做一个进针点。使用锐针时，应注意避开眶下动脉、眶下神经、颧面动脉和颧面神经。填充前内侧颊部的内侧部分时，应避开面静脉（沿鼻颧沟）和双分支的面动脉的眶下支（在东方人中占30%）。使用钝针时，在眶外侧缘垂直线和鼻翼中沟水平线的交点处做一个进针点，并应避开上述动脉。

当颧骨凹陷时，建议用硬性填充剂填充颧骨间隙，但东方人很少有骨性部分凹陷，因此建议填充DMFPs，包括提上唇肌上方的SOOF。非注射手用于捏起颊脂肪垫，并使用退针、扇形、交叉或分层平铺技术，首先在所需的点注射填充剂。然后，适当填充周围区域，如果有一些边界或轻微的凹凸不平区域，建议用帐篷注射技术注射软性填充剂，使轮廓平滑（图6-1-8）。

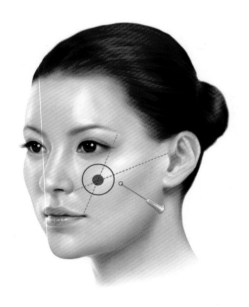

苹果肌的顶点
- 外眦到口角的连线
- 耳轮脚到鼻翼基底的连线

颊中部凹陷进针点
（1）填充区域的下外侧
（2）眶外侧缘垂直线和鼻翼中沟水平线交点
处的颊中部外侧

颊中部凹陷注射技术
（1）退针、扇形、交叉技术
（2）垂直注射和平铺注射
- 面颊凹陷或面颊沟Perlane或subQ 0.7~1mL：
27G或23G钝针或锐针
- Restylane利多卡因0.3~0.5mL皮下注射，使
表面平整

图6-1-7 前内侧颊部凹陷：注射进针点和技术

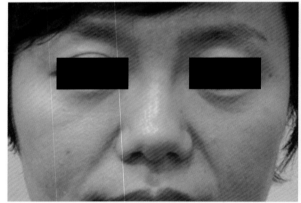
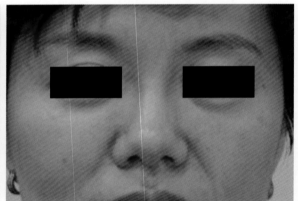

图6-1-8 前内侧凹陷和中面颊沟填充：注射前和注射后

建议阅读

1. Kpodzo DS, Nahai F, McCord CD. Malar mounds and festoons: review of current management. Aesthetic surgery journal. 2014;34(2):235-248.

2. Mendelson BC, Jacobson SR. Surgical anatomy of the midcheek: facial layers, spaces, and the midcheek segments. Clinics in plastic surgery. 2008;35(3):395-404; discussion 393.

3. Mendelson BC, Muzaffar AR, Adams WP, Jr. Surgical anatomy of the midcheek and malar mounds. Plastic and reconstructive surgery. 2002;110(3):885-896; discussion 97-911.

4. Rohrich RJ, Pessa JE, Ristow B. The youthful cheek and the deep medial fat compartment. Plastic and reconstructive surgery. 2008;121(6):2107-2112.

Hyun-Jo Kim，M.D.，M.S.，皮肤科医生

1. 设计

颧骨内侧、鼻背外侧和鼻唇沟上方的区域称为颧骨前区，但由于这不是一个解剖学术语，所以前内侧颊部是更合适的术语（图6-1-9）。

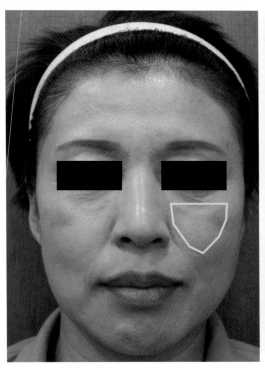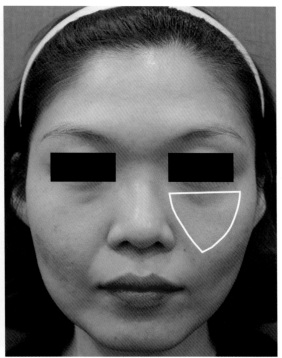

图 6-1-9　前内侧颊部

2. 麻醉

含有利多卡因的填充剂疼痛较小，因此用利丙双卡因（EMLA）乳膏麻醉就足够了，但为了患者的舒适度，使用EMLA乳膏和区域麻醉（即眶下神经阻滞）是可行的。应提醒患者眶下神经阻滞后3h内，小心因热饮或食物引起口部灼伤。

3. 技术

在矫正鼻唇沟之前，一定要告知患者，是矫正静态皱纹的部分。很多患者希望笑起来也沒有法令纹，如果术前没有沟通清楚，很容易造成医患关系紧张，甚至演变成没必要的医疗纠纷。

3.1 锐针或钝针

作者倾向于使用钝针来减少血管损伤。

进针点位于眶下动脉与颧面动脉之间的无血管区域（图6-1-10）。用23G针头穿刺，插入23G钝针至骨膜水平，注入填充剂，如图6-1-11所示。

3.2 填充量

每个人需要的填充量不同，但平均需要1~2mL的填充剂。

3.3 后续观察和照相

1例前内侧颊部注射填充矫正泪槽畸形（图6-1-12）。

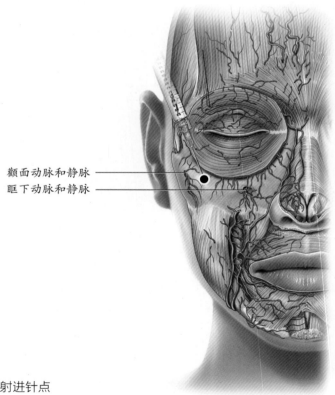

颧面动脉和静脉 ————

眶下动脉和静脉 ————

图 6-1-10 前内侧颊部注射进针点

1例前内侧颊部注射填充和鼻唇沟矫正、额部和颏部注射填充（图6-1-13）。

中面部衰老现象不是一个孤立的变化，面部各区域之间有着密切的关系，如果泪沟、苹果肌、鼻唇沟同时填充，即这些衰老迹象得到矫正时，患者的满意度也会提高。

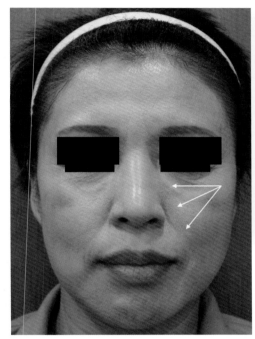

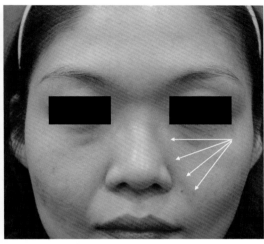

图6-1-11 用钝针行前内侧颊部注射填充

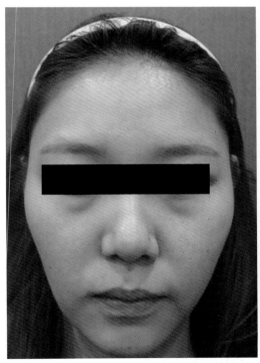

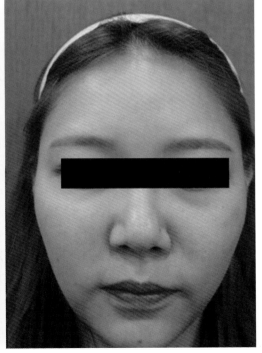

图 6-1-12 前内侧颊部注射填充矫正泪槽畸形：注射前和注射后

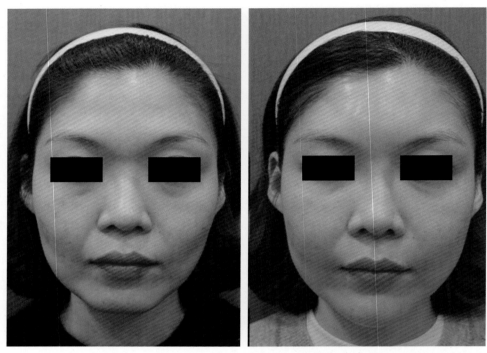

图6-1-13 前内侧颊部注射填充和鼻唇沟矫正、额部和颏部注射填充：注射前和注
射后

3.4 注意事项

应注意避开眶下主干型的迂曲分支，因为它不是传统的分支，并贯穿前内侧颊区（图6-1-
14）。眶下主干通常位于皮下层，因此在肌肉下方（如骨膜层）注射并用钝针是相对安全的。

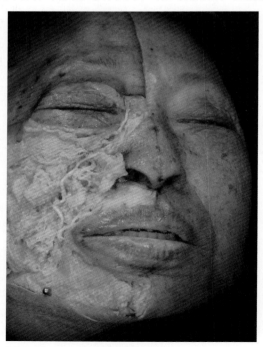

图 6-1-14 面动脉的分支

前内侧颊部注射（图 6-1-15~ 图 6-1-18，表 6-1-1）

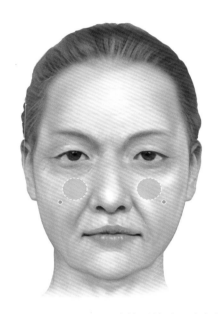 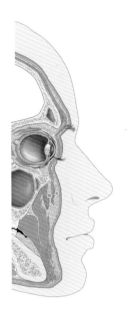

图 6-1-15 Eui-Sik Kim（整形外科医生）的技术

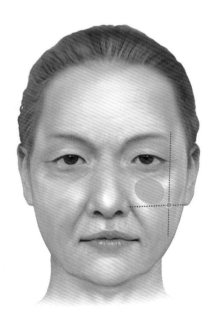 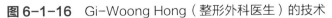 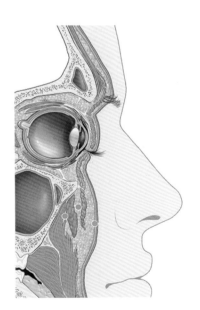

图 6-1-16 Gi-Woong Hong（整形外科医生）的技术

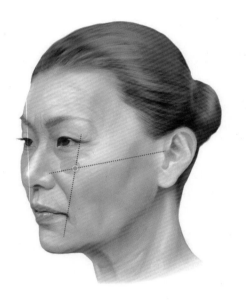 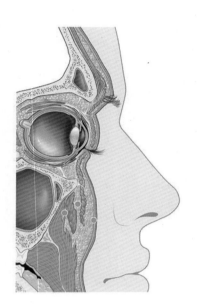

图 6-1-17　Gi-Woong Hong（整形外科医生）的技术

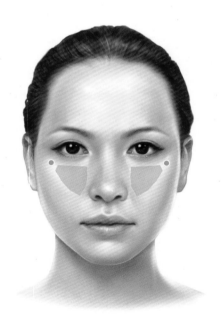 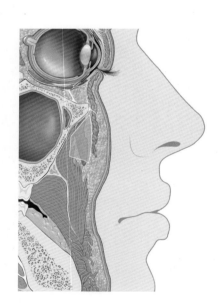

图 6-1-18　Hyun-Jo Kim（皮肤科医生）的技术

表 6-1-1 操作详情

	Eui-Sik Kim（整形外科医生）的技术	Gi-Woong Hong（整形外科医生）的技术	Hyun-Jo Kim（皮肤科医生）的技术
锐针/钝针	23G 钝针	深层：21G钝针或23G锐针 浅层：30G锐针	23G 钝针
每侧用量	0.5~1mL	1~1.5mL	1.5~2mL
弹性 The Chaeum	浅层：No.2 深层：No.3	硬：No.3或No.4 软：No.1或No.2	No.2
麻醉	EMLA表面麻醉药膏和进针点局部麻醉	钝针：EMLA表面麻醉药膏或进针点局部麻醉 锐针：EMLA表面麻醉药膏	区域神经阻滞麻醉和EMLA表面麻醉药膏
技术	退针、扇形技术	深层：退针、扇形、交叉注射技术和垂直注射以及平铺技术 浅层：线状注射、点状注射和帐篷状注射技术	改良扇形注射 风车注射
层次	第2层（皮下层） 严重：第4层（SOOF,DMCF）	深层：SOOF和DMCF，颧前间隙 浅层：真皮下和浅层脂肪层	骨膜或肌肉下

建议阅读

1. Kim H-J, Seo KK, Lee H-K, Kim J. Clinical Anatomy of the Face for Filler and Botulinum Toxin Injection: Springer; 2016.
2. Wong CH, Mendelson B. Newer Understanding of Specific Anatomic Targets in the Aging Face as Applied to Injectables: Aging Changes in the Craniofacial Skeleton and Facial Ligaments. Plastic and reconstructive surgery. 2015;136(5 Suppl):44s-48s.
3. Yang HM, Lee JG, Hu KS, Gil YC, Choi YJ, Lee HK, et al. New anatomical insights on the course and branching patterns of the facial artery: clinical implications of injectable treatments to the nasolabial fold and nasojugal groove. Plastic and reconstructive surgery. 2014;133(5):1077-1082.

Hyun-Jo Kim，M.D.，M.S.，皮肤科医生

1. 设计

颊脂肪垫和颊内侧深脂肪支撑浅表脂肪组织。面颊凹陷是由颊脂肪体积减少和下移引起的，通常会造成衰老的外观。

颊内侧深脂肪覆盖鼻唇沟上方的颊部，颊脂肪垫覆盖口角和咬肌之间的区域（图6-2-1）。

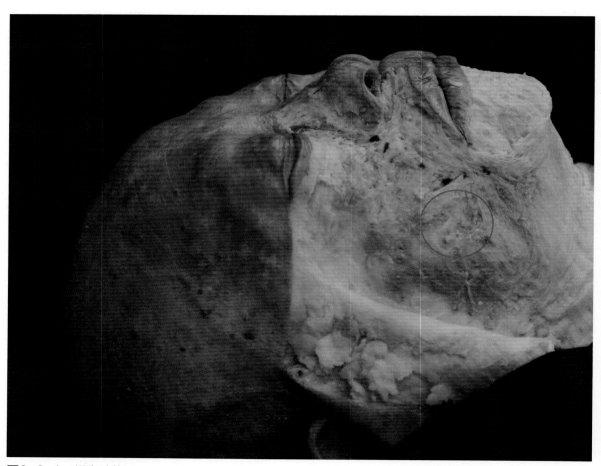

图6-2-1 颊脂肪垫

2. 麻醉

当应用含有利多卡因的填充剂时EMLA乳膏就足够了。

3. 技术

3.1 锐针或钝针

两种针都可用。作者倾向于用锐针，在最凹陷处垂直穿刺在最深层注射或颊脂肪层注射，再注射浅层脂肪层。

3.2 填充量

深层和浅层脂肪都需要相对较大的填充量，单侧注射2~4mL填充剂。

3.3 后续观察和照相

颊部区域深、浅层脂肪注射矫正颊部凹陷（图6-2-2）。

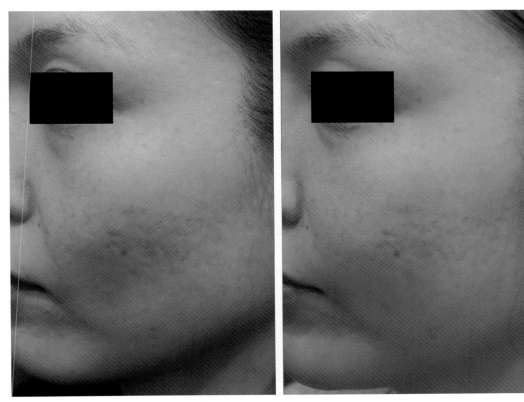

图6-2-2 颊部凹陷：注射前和注射后

3.4 注意事项

　　腮腺导管的走行多从耳屏到口角，因此建议标记腮腺导管位置并避开该区域进针。通常情况下，面动脉不走行于腮腺导管区域，但会有变异，所以一定要小心避免血管受损。

建议阅读

1. Gierloff M, Stohring C, Buder T, Gassling V, Acil Y, Wiltfang J. Aging changes of the midfacial fat compartments: a computed tomographic study. Plastic and reconstructive surgery. 2012;129(1):263-273.
2. Rohrich RJ, Pessa JE. The anatomy and clinical implications of perioral submuscular fat. Plastic and reconstructive surgery. 2009;124(1):266-271.

Choon-Shik Youn，M.D.，皮肤科医生

1. 病理生理学

1.1 浅层脂肪和深层脂肪体积减少和下降

颊部区域的体积减少是由于浅层脂肪和深层脂肪（颊脂肪垫）的体积减少和向下移位造成的。

1.2 骨质吸收

软组织支持结构、颧骨和上颌骨骨质吸收加重了颊部体积流失。

1.3 支持组织松弛

颊部区域的体积减少由于皮肤和肌肉的支持组织松弛而加重。

2. 设计和体表解剖学

颊部位于颧弓（颧角）与下颌脂肪之间，在解剖学上显示颊脂肪和颧骨前部（图6-2-3）。

3. 麻醉

3.1 EMLA 表面麻醉药膏

颊部疼痛相对较轻，涂抹EMLA乳膏就足够了。作者仅在通过锐针注射填充剂时使用EMLA乳膏。

3.2 局部利多卡因注射麻醉

疼痛可能发生在治疗期间和注射后。注射利多卡因可减轻注射后疼痛。作者倾向于在使用钝针时注射利多卡因。

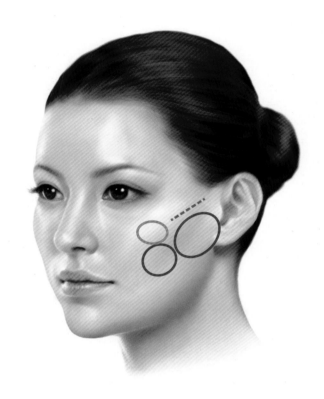

图6-2-3 颊部：体表解剖

4. 技术

颊部凹陷的填充通常使用钝针填充70%~80%，剩下的才用锐针做修饰。

4.1 锐针

通常，目标层是皮下层（第2层），目标脂肪是颊内侧脂肪（图6-2-4）。设计轮廓线，并在最深的部分使用垂直注射技术，间隔1cm。

深凹处注射0.4mL，浅凹处注射0.1mL，视凹陷深度而定（图6-2-5）。

注射深度应在脂肪层的深层，为了矫正小的凹陷，应在浅层脂肪层注射（图6-2-6）。

★颊部的解剖位置在咬肌前面，上颌骨和颧骨以下。

4.2 钝针

通常，注射目标层是皮下层。在绘制的等高线上方做一个进针点，并使用线状注射技术在最深部位注入填充剂，使用扇形技术在周围区域注射填充剂（图6-2-5）。

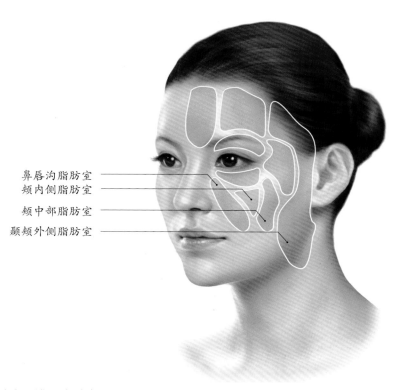

鼻唇沟脂肪室
颊内侧脂肪室
颊中部脂肪室
颞颊外侧脂肪室

图6-2-4 脂肪室：浅层脂肪室

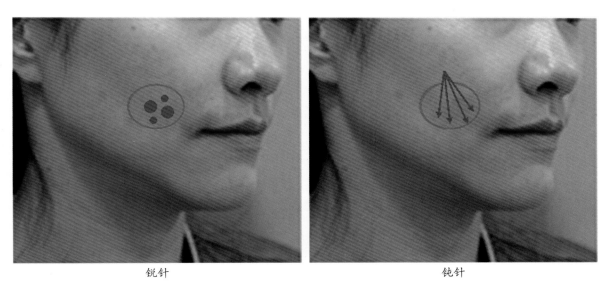

锐针   钝针

图6-2-5 设计&注射技术

  注射深度应为脂肪层的深层，通过均匀注射填充剂避免外形不规则（图6-2-6）。

  钝针由上向下施打较为顺手，有些医生会从嘴角由下向上施打，这样比较容易遇到阻力，患者容易感到疼痛。

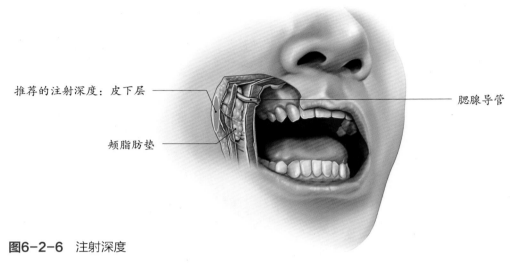

推荐的注射深度：皮下层

颊脂肪垫

腮腺导管

图6-2-6 注射深度

4.3 填充量

剂量取决于注射深度和范围大小，每侧平均注射0.5~1.5mL。

4.4 后续观察和照相

4.4.1 颊部注射填充前和填充后（图 6-2-7）

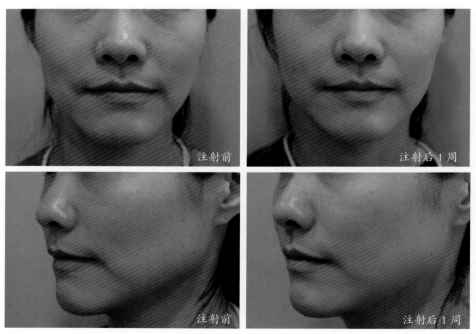

注射前

注射后 1 周

注射前

注射后 1 周

图6-2-7 注射前（左）和注射后 1 周（右）
颊部：Belotero volume ，每侧 1mL，钝针

4.4.2 颊部和外侧颊部注射填充

颊部凹陷可能与外侧颊凹陷同时出现，在这种情况下，外侧颊部也必须填充以获得更好的效果。当外侧颊部同时矫正时面部轮廓线更平滑（图6-2-8）。

4.5 注意事项

在皮肤与SMAS层之间很少有纤维带。然而，当用填充剂行颊部填充注入SMAS层下的脂肪垫时，可能会出现以下问题：① 加重颊部脂肪的下垂和羊腮或木偶线；② 损伤腮腺导管和面神经（图6-2-9）；③ 与第2层（皮下）相比，所需填充剂的剂量增加。

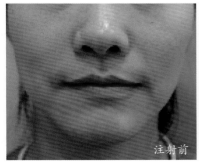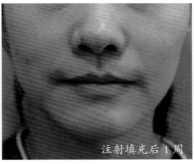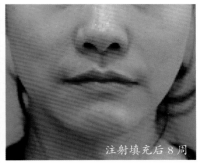

图6-2-8 注射前，颊部注射填充后1周，颊部注射填充后8周
颊部：Belotero volume，每侧1mL，钝针；侧颊部：Belotero volume，每侧1mL

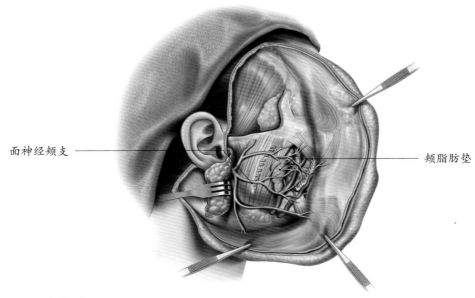

面神经颊支 —— 颊脂肪垫

图6-2-9 颊部间隙

Eui-Sik Kim，M.D.，Ph.D.，整形外科医生

1. 设计

　　一般来说，"面颊凹陷"通常是指咬肌前、上颌骨和颧骨以下的区域凹陷。东方人认为圆润的面颊使人看起来年轻，所以面颊凹陷会导致人呈现憔悴、贫苦甚至沮丧的外观。在衰老过程中，可看到颊部脂肪体积减少、下降和明显的凹陷。坐位与仰卧位的凹陷面积和凹陷程度不同，应在坐位进行设计和注射。

2. 麻醉

　　在进针点注入少量利多卡因，以不影响所需注射部位。

3. 技术

　　颊部各层分别为：皮肤—浅层脂肪层—表情肌肉和SMAS—颊部脂肪——颊黏膜。与其他区域的结构不同，所有结构都由软组织支撑，而不是由骨骼支撑（图6-2-10）。

　　注射点应位于凹陷区下方，在血管迂曲处能感觉到面动脉的搏动，该部位于口角上外侧，应避开该动脉，否则可能导致严重出血和瘀青（图6-2-11）。

　　当有轻微凹陷时，用锐针或钝针在皮下脂肪层用退针、扇形技术注射填充剂。如果该区域凹陷严重，可考虑双平面注射。由于钝针尖端位于深部时不显形，因此将钝针的尖端置于颊黏膜（筋膜）上方的颊前区域，采用前述骨面的注射方法注射硬性填充剂。然后，第二层在皮下层注射，最后在真皮下层注射软性填充剂。

　　颊部脂肪位于颧大肌之间和笑肌的三角区，在衰老过程中出现颊部凹陷。鉴于此凹陷原因，应在颊部脂肪内注射填充剂，但由于以下原因，不建议使用填充剂。首先，颊部脂肪填充不仅会导致皮肤表面隆起，还会导致颊黏膜肥大。其次，由于重力原因导致腮部下垂。再次，腮腺导管和面神经位于颊部脂肪。最后，需要大量的填充剂。

　　建议在考虑填充颊部时先填充颊内侧区。当这个区域被过度矫正时，会因为一个圆脸而在美学上令人不满意。

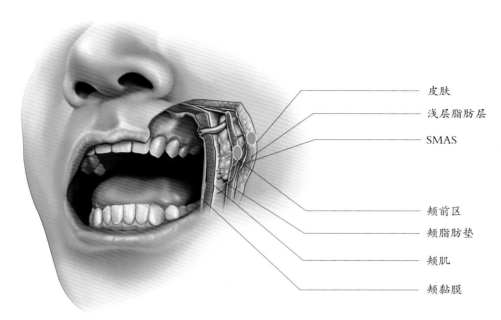

图 6-2-10 颊部的 5 个解剖层次

皮肤
浅层脂肪层
SMAS
颊前区
颊脂肪垫
颊肌
颊黏膜

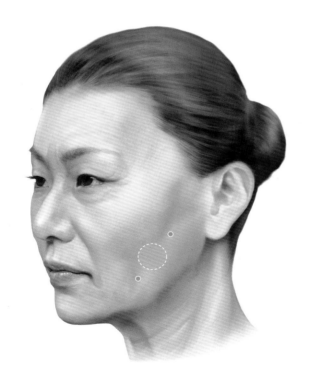

图6-2-11 颊部凹陷矫正的进针点

Gi-Woong Hong. M.D., Ph. D., 整形外科医生

1. 注射前充分评估

颊部区域的层次如下：皮肤、皮下层、表情肌和SMAS、颊脂肪垫、深部肌肉层和颊黏膜。建议的注射层次是皮下层和SMAS层下。在对颊脂肪垫进行注射时，需要大量的填充剂，由于结缔组织疏松可能导致面部下垂。

2. 注射技术（图6-2-12）

首先，画出颊部的凹陷区，并在所需填充区域下方取一个进针点。然后，采用退针、扇形法或交叉注射法用锐针或钝针进行填充。

随后，在真皮下注入软性填充剂使皮肤轮廓平滑。颊部凹陷先用钝针填充70%~80%，之后再用锐针修饰。

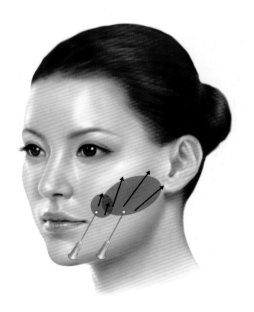

颊部和侧颊凹陷浅层注射进针点
— 颊下及颧下区浅层脂肪层注射

颊部和侧颊凹陷注射技术
— 退针、水平、扇形
— Perlane 0.7~1mL浅层脂肪层注射：27G钝针或微针
— Restylane利多卡因0.3~0.5mL注射补充不足的区域使填充平整

图6-2-12　轻度面颊凹陷：进针点和注射技术

当该区域凹陷严重时，建议使用钝针，因为该区域注射层次比SMAS深，应小心避开血管和面神经。建议进针点为耳屏前方4cm，颧弓下缘下方2cm。穿透较硬SMAS层，进入颊前间隙，即颊脂肪垫包膜外。因此，最好先注射这一层，然后注射皮下层，以获得平滑的轮廓。

颊部填充（图 6-2-13~ 图 6-2-16，表 6-2-1）

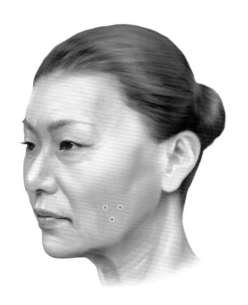
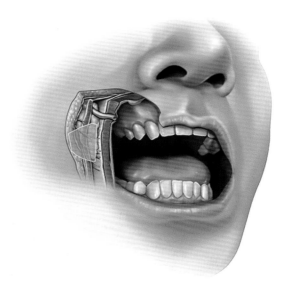

图 6-2-13 Hyun-Jo Kim（皮肤科医生）的技术

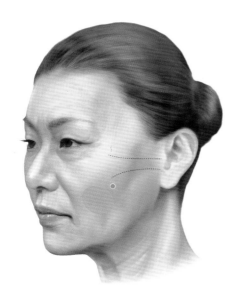
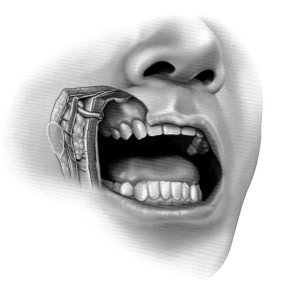

图 6-2-14 Choon-Shik Youn（皮肤科医生）的技术

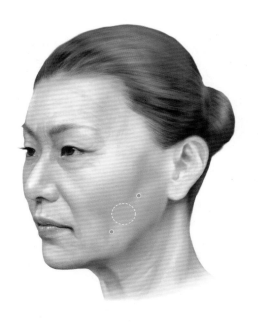
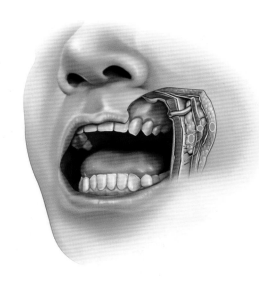

图 6-2-15 Eui-Sik Kim（整形外科医生）的技术

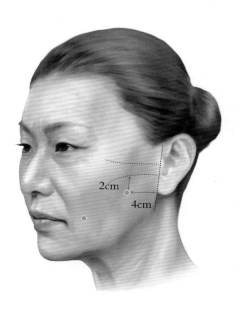
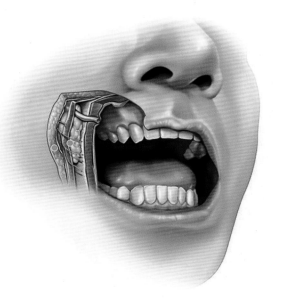

图 6-2-16 Gi-Woong Hong（整形外科医生）的技术

表 6-2-1 操作详情

	Hyun-Jo Kim（皮肤科医生）的技术	Choon-Shik Youn（皮肤科医生）的技术	Eui-Sik Kim（整形外科医生）的技术	Gi-Woong Hong（整形外科医生）的技术
锐针/钝针	27G 13mm 锐针	23G 钝针	23G 钝针	重度：23G 钝针 轻度凹陷：30G锐针
每侧用量	2~3mL	0.5~1.5mL	0.5~1.5mL	严重凹陷：硬性填充剂 0.7~1mL 轻度凹陷：软性填充剂 0.3~0.5mL
弹性 The Chaeum	No.2或No.3	No.4	浅层：No.2 深层：No.3	硬：No.3 软：No.2
麻醉	EMLA表面麻醉药膏	EMLA表面麻醉药膏	EMLA表面麻醉药膏和进针点局部利多卡因麻醉	EMLA表面麻醉药膏和进针点局部利多卡因麻醉
技术	塔状技术（团块注射）	扇形+线状注射技术	退针、扇形注射	重度：退针、扇形、交叉、平铺注射技术 轻度：线状和扇形注射技术
层次	深层脂肪层（第4层）浅层脂肪层（第2层）	皮下层	第2层+第4层（颊前区）+颊脂肪垫	重度：颊前区 轻度：皮下层

建议阅读

1. Pessa JE, Rohrich RJ. Facial Topography: Clinical Anatomy of the Face: Quality Medical Pub.; 2012.

2. Rohrich RJ, Pessa JE. The fat compartments of the face: anatomy and clinical implications for cosmetic surgery. Plastic and reconstructive surgery. 2007; 119(7): 2219-2227; discussion 28-31.

3. Yousuf S, Tubbs RS, Wartmann CT, Kapos T, Cohen-Gadol AA, Loukas M. A review of the gross anatomy, functions, pathology, and clinical uses of the buccal fat pad. Surgical and radiologic anatomy : SRA. 2010; 32(5): 427-436.

4. Zhang HM, Yan YP, Qi KM, Wang JQ, Liu ZF. Anatomical structure of the buccal fat pad and its clinical adaptations. Plastic and reconstructive surgery. 2002; 109(7): 2509-18; discussion 19-20.

侧频部（1）

Hyun–Jo Kim M.D.,M.S. 皮肤科医生

1. 设计

颧弓以下，颧下区体积减少导致老化外观。画出凹陷的范围。

2. 麻醉

含有利多卡因的填充剂疼痛较小，因此使用EMLA乳膏麻醉就足够了，但为了患者的舒适度，在进针点联合应用EMLA乳膏和局部注射利多卡因麻醉。

3. 技术

3.1 锐针或钝针

两种针都可用。作者倾向于使用钝针，因为不需要在深层脂肪层注射，而在浅层脂肪室（即颞颊外侧脂肪）注射就足够恢复容量。进针点为外眦的垂直线，略低于鼻翼的水平线，采用扇形法注射（图6-3-1）。

3.2 填充量

单侧注射1~2mL就足够，因为只需要有效地填充浅层脂肪室。

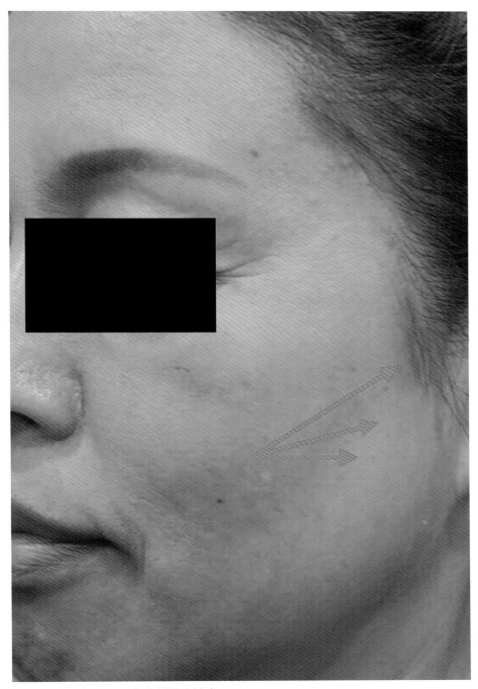

图6-3-1 颧下区凹陷注射填充技术

3.3 后续观察和照相

填充剂注射在颧下区凹陷区域（图6-3-2）。

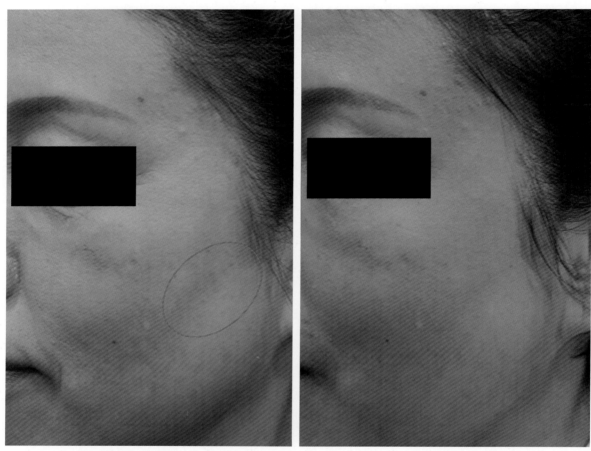

图6-3-2 颧下区凹陷注射填充前和填充后

3.4 注意事项

可在耳屏附近取进针点，但应考虑勿损伤颞浅动脉。面横动脉在这一区域走行，因此最好摸到搏动以避免损伤血管（图6-3-3）。

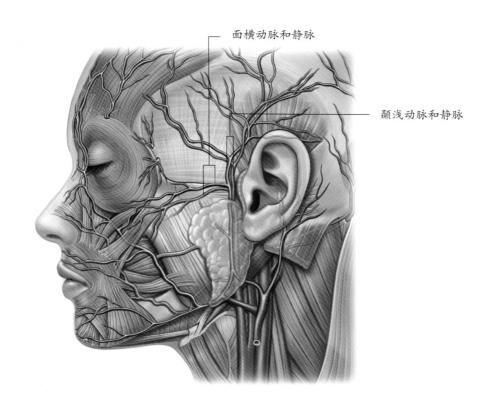

面横动脉和静脉

颞浅动脉和静脉

图6-3-3 颧下区凹陷注射填充时需要避开的血管

建议阅读

1. Rohrich RJ, Pessa JE. The fat compartments of the face: anatomy and clinical implications for cosmetic surgery. Plastic and reconstructive surgery. 2007;119(7):2219-2227; discussion 28-31.
2. Wan D, Amirlak B, Rohrich R, Davis K. The clinical importance of the fat compartments in midfacial aging. Plastic and reconstructive surgery Global open. 2013;1(9):e92.

Choon-Shik Youn，M.D.，皮肤科医生

1. 病理生理学

颊部脂肪体积减少和下移导致颧弓以下的容量流失。它通过咬肌体积缩小和浅层脂肪体积减小和下降迁移而进一步发展。

2. 设计和体表解剖学

侧颊部位于颧弓与下颌缘之间，由腮腺和一些咀嚼肌组成（图6-3-4）。

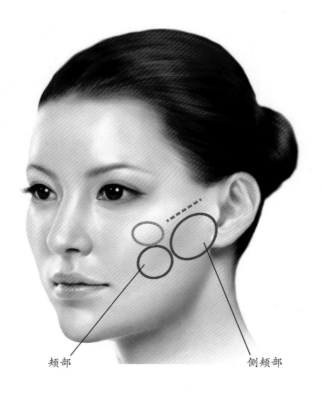

颊部　　　　　　　　　　　　侧颊部

图 6-3-4　侧颊部的设计和体表解剖

3. 麻醉

3.1 EMLA 表面麻醉药膏

这个部位相对疼痛，但由于有许多填充剂含有利多卡因，应用EMLA表面麻醉药膏就足够了。

3.2 利多卡因注射

疼痛可能发生在治疗过程中和注射后。注射利多卡因可减轻注射后疼痛。作者更喜欢在使用钝针时注射利多卡因。

4. 技术

4.1 锐针或钝针

锐针：

目标层为皮下层（第2层），即颊中部脂肪室和颞颊外侧脂肪室（图6-3-5）。通常，采用垂直注射技术，每隔1cm注入凹陷区域的最深部分。通常情况下，当凹陷区域较深时，注入0.4mL填充剂；但当凹陷区域较浅时，注入0.1mL填充剂。在皮下脂肪层的深部和浅部注射（图6-3-6、图6-3-7）。

钝针：

目标层是皮下层。画出凹陷范围，并在其上方做一个进针点。在深部采用线性技术注射，然后在周围区域采用扇形技术注射（图6-3-6）。

★根据作者的个人经验，锐针具有填充更精确、填充效果更明显的优点，而钝针有瘀青和肿胀轻、填充剂注射分布均匀的优点。因此，当患者皮肤较薄，需要快速恢复时，作者更倾向于使用钝针；当患者皮肤较厚，不担心恢复时间时，作者选择锐针。

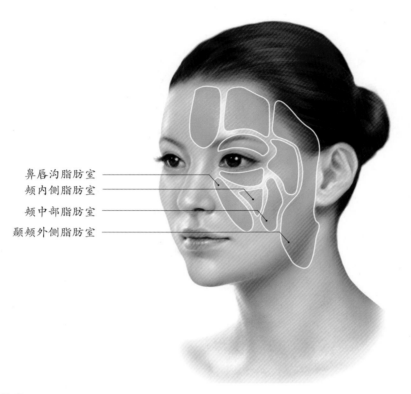

鼻唇沟脂肪室

颊内侧脂肪室

颊中部脂肪室

颞颊外侧脂肪室

图6-3-5 脂肪室

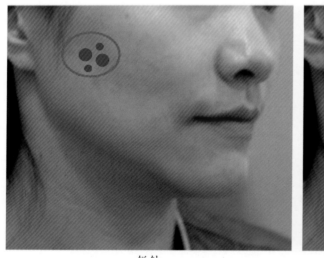

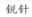

锐针

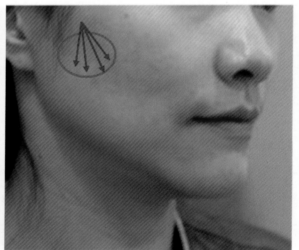

钝针

图6-3-6 填充技术

★侧颊凹陷位于颧弓下方的咬肌后部。侧颊部有致密的纤维带，因此注射时会感觉到阻力，注射不均匀的风险很高。

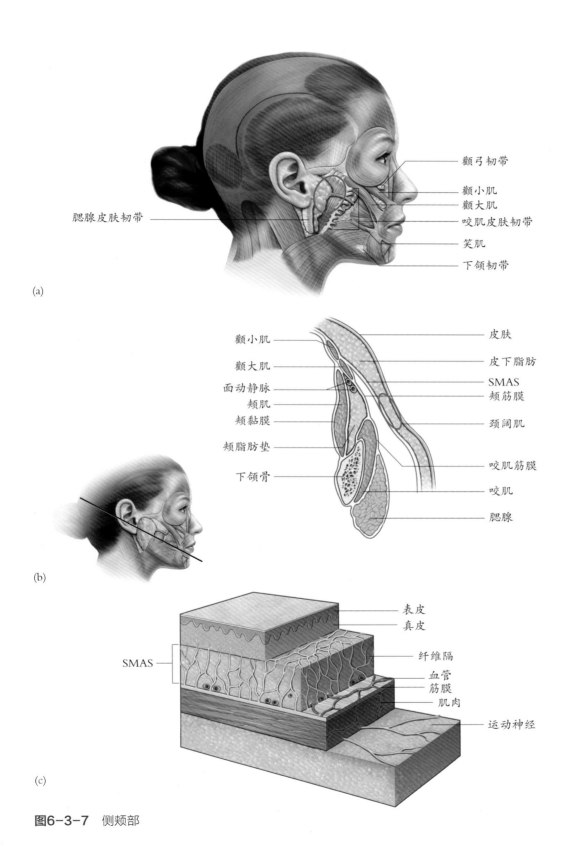

图6-3-7 侧颊部

4.2 填充量

填充量取决于凹陷深度，平均每侧1~2mL（图6-3-8）。

容量

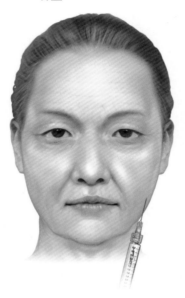

凹陷深度：

轻度凹陷 0.5mL

中度凹陷 0.5~1.5mL

重度凹陷 1.5~2.5mL

图6-3-8 填充量

4.3 后续观察和照相

填充注射后3天，用钝针注射的右侧脸颊肿胀轻微，没有瘀青，但用锐针注射的左侧脸颊肿胀瘀青（图6-3-9）。

钝针 锐针

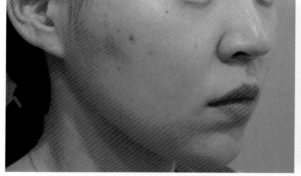 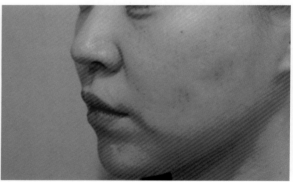

图6-3-9 钝针和锐针注射的对比，注射后3天

左侧面颊用锐针注射比右侧面颊用钝针注射效果好（图6-3-10）。

钝针	锐针

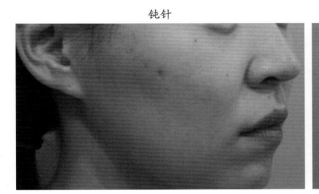 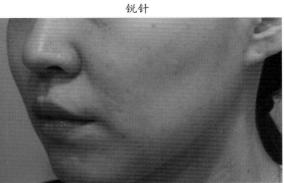

注射前

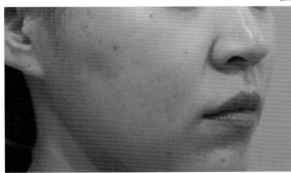 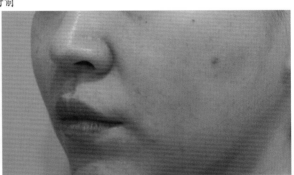

注射后6周

图6-3-10 主观满意度（容量填充）

同时矫正侧颊部、颊部和口周颏部的病例，在同时进行矫正时可形成V形轮廓（图6-3-11）。

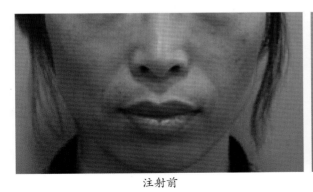 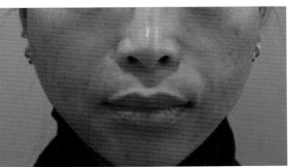

注射前	注射后6周

图6-3-11 注射前和注射后6周
侧颊部：Elravie deepline，每侧 2.1mL；颊部：Elravie deepline，每侧 1.4mL
鼻唇沟：Belotero balance，每侧 1.1mL；颏部：Elravie deepline，每侧 1mL

注射填充剂14个月后，与注射后6周相比，容量仍保持不变（图6-3-12）。

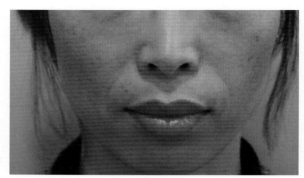

注射前

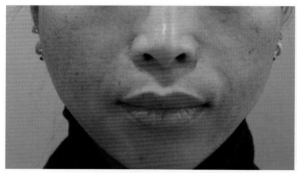

注射后 6 周

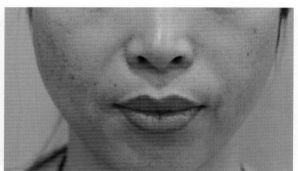

注射后 14 个月

图6-3-12 侧颊部和颊部：长期随访结果

颊部和前内侧颊部同时矫正的病例，矫正凹陷区域将使面部变小并得到提升（图6-3-13）。

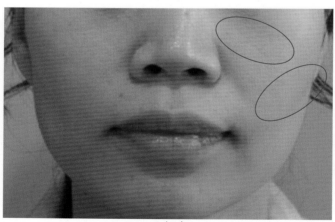

注射前

图6-3-13 注射前和注射后9周
侧颊部：Elravie deepline，每侧1.1mL
颊部：Elravie deepline，每侧2mL
泪沟和前内侧颊部：Elravie deepline，每侧1.4mL，一共9mL

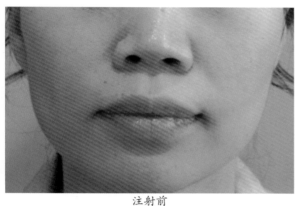

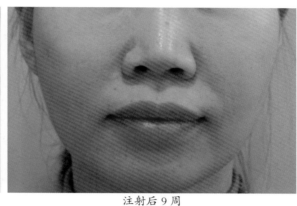

注射前 注射后 9 周

图6-3-13 （续）

注射后40个月，与注射后9周相比，容量仍然保持不变（图6-3-14）。

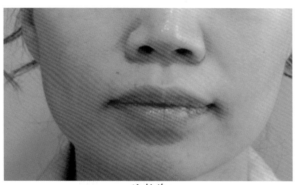

注射前

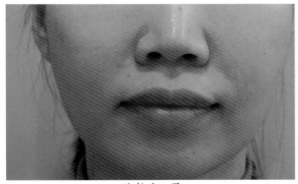

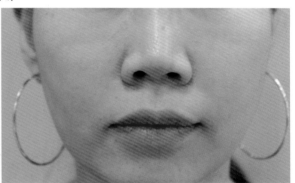

注射后 9 周 注射后 40 个月

图6-3-14 侧颊部和前内侧颊部：长期随访结果

4.4 注意事项

侧颊部皮肤与SMAS层之间有许多纤维带，当注入非限制区时填充剂可能向周围组织移动。因此，当注射过程中表面高度停止增加时，最好停止注射并在6~8周后再进行浅层注射

（图6-3-15）。侧颊部的纤维带在注射前可以用手指头测试，如果发现纤维带特别紧，应事先告知患者，并且在注射当中，不要一味地增加剂量，否则可能会导致填充物向周围的组织移动而造成更严重的凹凸不平现象。

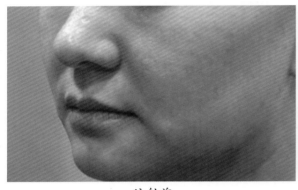

注射前   注射后即刻

图6-3-15 甜甜圈现象

在SMAS下注射（第4层）时要避开腮腺导管和面神经（图6-3-16）。

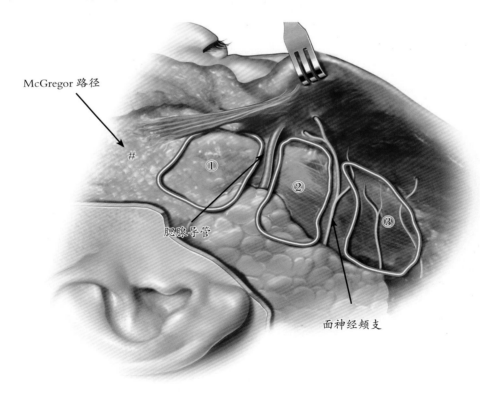

McGregor 路径

腮腺导管

面神经颊支

图6-3-16 第4层解剖
在SMAS（掀起）和深筋膜（腮腺咬肌筋膜）之间。①上部 ②中部 ③下部咬肌前间隙被标记

Gi-Woong Hong，M.D.，Ph.D.，整形外科医生

1. 注射前的考虑

当颧弓下方有凹陷时，颧骨突出和面部轮廓不规则都可能通过填充得到矫正。但当凹陷严重或颧皮韧带发达时（颧皮韧带起于颧弓下缘、止于皮肤），填充剂注射后凹陷很可能不会变浅，填充剂可能扩散到周围区域。因此，在这种情况下，应通过钝针进行剥离，为填充剂注射留出空间。

2. 技术（图6-3-17）

当有轻度凹陷时，画出注射区边界，然后用锐针或钝针在皮下层从下往上填充。当有轮廓不规则时，在皮下注射软性填充剂。钝针剥离时的进针点，应在眶外侧缘垂直线与口角与耳屏连线的交叉点处。采用退针、扇形分层注射法，在SMAS与腮腺咬肌筋膜之间松解部分纤维后进行深层脂肪注射。然后，在皮下注射软性填充剂。

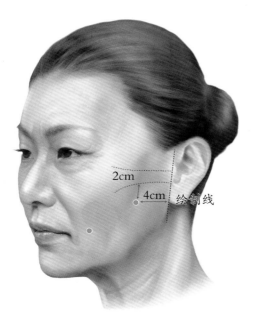

颊部和侧颊部凹陷深部注射进针点

– 耳屏线前4cm和颧弓下缘下2cm的交点（SMAS下层），用于深部注射
– 口角与耳屏连线与眶外侧缘垂线的交点，用于SMAS下层和颊脂肪垫注射

颊部和侧颊部凹陷注射技术

· 退针、水平、扇形技术
· 垂直注射和平铺注射
– SubQ 0.7~1mL深层注射：23G钝针
– Restylane利多卡因0.3~0.5mL注射补充不足的区域使填充平整

2cm
4cm 绘制线

图6-3-17 侧颊部凹陷：注射进针点和技术

建议阅读

1. Cohen JL, Brown MR. Anatomic considerations for soft tissue augmentation of the face. Journal of drugs in dermatology : JDD. 2009;8(1):13-16.

2. Mendelson BC, Wong CH. Surgical anatomy of the middle premasseter space and its application in sub-SMAS face lift surgery. Plastic and reconstructive surgery. 2013;132(1):57-64.

3. Nakajima H, Imanishi N, Minabe T, Kishi K, Aiso S. Anatomical study of subcutaneous adipofascial tissue: a concept of the protective adipofascial system (PAFS) and lubricant adipofascial system (LAFS). Scandinavian journal of plastic and reconstructive surgery and hand surgery. 2004;38(5):261-266.

4. Pilsl U, Anderhuber F, Rzany B. Anatomy of the cheek: implications for soft tissue augmentation. Dermatologic surgery : official publication for American Society for Dermatologic Surgery [et al]. 2012;38(7 Pt 2):1254-1262.

Eui-Sik Kim，M.D.，Ph.D，整形外科医生

1. 设计

女性喜欢矫正颧弓下的侧颊部凹陷，因为突出的颧骨看起来很男性化。咬肌皮肤韧带是位于咬肌前的一种假性支持韧带，在衰老过程中，容易失去支撑能力发生SMAS松弛和皮肤下垂。应坐位设计，并坐位注射。

2. 麻醉

在进针点注射少量利多卡因麻醉，不要影响拟注射部位。

3. 技术

侧颊部解剖层次如下：皮肤—浅层脂肪层—SMAS—咬肌前间隙—腮腺咬肌筋膜（图6-3-18）—腮腺和咬肌—骨膜。咬肌皮肤支持韧带将SMAS与咬肌筋膜紧密相连。颧皮韧带（ZCL）起源于颧弓下缘，止于皮肤。如果比较发达，附着紧密，注射填充剂时不易抬高而向周围扩散，建议在注射填充剂前进行剥离、松解。

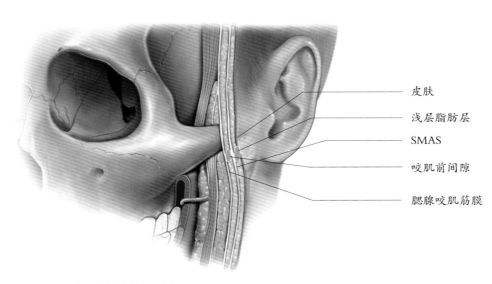

皮肤
浅层脂肪层
SMAS
咬肌前间隙
腮腺咬肌筋膜

图6-3-18 侧颊部的解剖层次

进针点为眶外侧缘垂直线与口角至耳屏连线的交叉点（图6-3-19）。插入钝针松解支持韧带的粘连，然后用退针、扇形法注射。尽量靠近颧骨下缘注射，避免凹痕。

注射深度为浅层脂肪层，在凹陷最深处注入填充剂，直至颧弓水平；然后修饰周围区域，以避免矫正过度。严重凹陷时，用钝针松解第3层与第5层之间的一些韧带，并将其注入松解后的间隙（可能是咬肌前间隙和腮腺前区域）。大多数凹陷的地方就在颧弓下方，所以填充尽量靠近颧弓的水平，修饰下部区域并轻轻按压避免隆起、肿块和不规则。另外考虑在皮下注射软性填充剂。一些人可能会担心腮腺导管的损伤，但实际上，腮腺咬肌筋膜是一个非常坚硬的结构，甚至不能被手术刀剥离，所以使用钝针将是非常安全的，甚至只要不是太深注射，用锐针也是相对安全的。腮腺导管的位置是从耳屏到口角的虚拟线的内侧1/3，从这一点开始，水平线就是咬肌上方的一条通路。

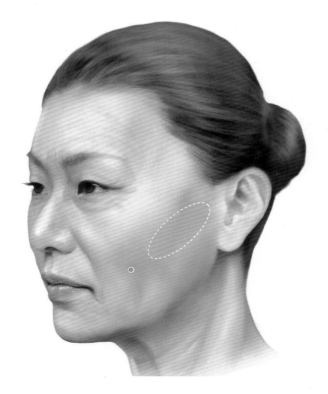

图6-3-19 侧颊部凹陷的进针点

侧颊部填充（图 6-3-20~ 图 6-3-23，表 6-3-1 ）

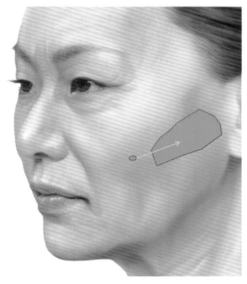

图 6-3-20 Hyun-Jo Kim（皮肤科医生）的技术

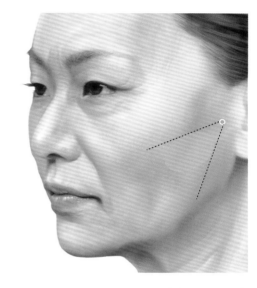

图 6-3-21 Choon-Shik Youn（皮肤科医生）的技术

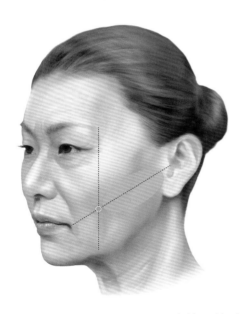

图6-3-22 Gi-Woong Hong（整形外科医生）的技术

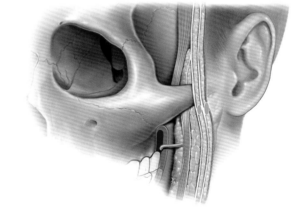

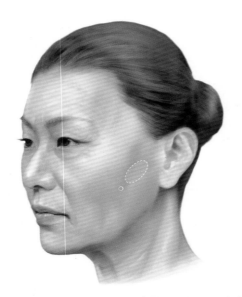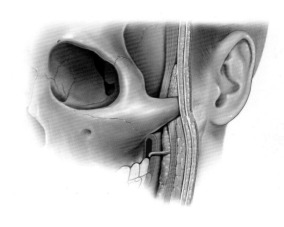

图6-3-23 Eui-Sik Kim（整形外科医生）的技术

表6-3-1 操作详情

	Hyun-Jo Kim（皮肤科医生）的技术	Choon-Shik Youn（皮肤科医生）的技术	Gi-Woong Hong（整形外科医生）的技术	Eui-Sik Kim（整形外科医生）的技术
锐针 / 钝针	23G 钝针	23G 钝针	21G或23G 钝针	23G 钝针
每侧用量	1~2mL	1~2mL	硬性填充剂：0.7~1mL 软性填充剂：0.2~0.3mL	0.5~1mL
弹性 The Chaeum	No.2	No.4	硬：No.3 软：No.1	浅层：No.2 深层：No.3
麻醉	EMLA表面麻醉药膏	EMLA表面麻醉药膏	EMLA表面麻醉药膏和进针点局部利多卡因麻醉 松解时补充利多卡因	EMLA表面麻醉药膏和进针点局部利多卡因麻醉
技术	扇形和线状注射技术	扇形+线状注射技术	深层：退针、水平、扇形、交叉注射技术 浅层：线状和液滴注射技术	松解退针、扇形注射技术
层次	浅层脂肪层（第2层）	皮下层	深层：咬肌前间隙位于SMAS和腮腺咬肌筋膜之间 浅层：真皮下层	第2层（subQ） 严重：+第4层（SMAS层下）

建议阅读

1. Mendelson BC, Jacobson SR. Surgical anatomy of the midcheek: facial layers, spaces, and the midcheek segments. Clinics in plastic surgery. 2008;35(3):395-404; discussion 393.

2. Mendelson BC, Muzaffar AR, Adams WP, Jr. Surgical anatomy of the midcheek and malar mounds. Plastic and reconstructive surgery. 2002;110(3):885-896; discussion 97-911.

3. Rohrich RJ, Pessa JE. The fat compartments of the face: anatomy and clinical implications for cosmetic surgery. Plastic and reconstructive surgery. 2007;119(7):2219-2227; discussion 28-31.

4. Rohrich RJ, Pessa JE, Ristow B. The youthful cheek and the deep medial fat compartment. Plastic and reconstructive surgery. 2008;121(6):2107-2112.

第七章

鼻唇沟

Hyung-Ik Baik，M.D.，整形外科医生

1. 设计

　　鼻唇沟看起来像一条皱褶或没有皱褶的单纯凹陷。而且，它看起来像一个山丘与山谷的阶梯和多重皱纹，微笑时没有皱褶或凹陷。所有这些均称为鼻唇沟，但应以不同方式进行矫正。

　　鼻唇沟的形成有多种原因，而且通常是综合性的。

　　当有先天性鼻旁凹陷时，鼻唇沟会在老化开始之前显现出来。

　　提上唇的肌肉，如提上唇鼻翼肌、提上唇肌、颧大肌、颧小肌等，起源于骨骼，附着于鼻唇沟真皮层，是引起深层皱纹的主要原因。

　　鼻唇沟脂肪是浅层脂肪室，位于鼻唇沟外侧皮下层，在老化过程中向下迁移，可能是鼻唇沟加深的原因之一。颊内侧深层脂肪在老化过程中体积也会减少，也可能是鼻唇沟突出的原因之一（图7-1-1）。

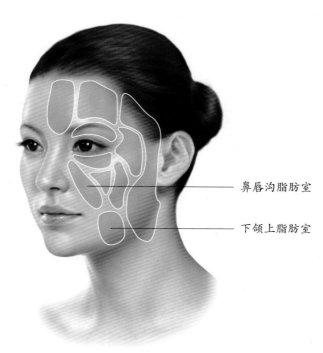

鼻唇沟脂肪室

下颌上脂肪室

图7-1-1　面部浅层脂肪室

深层脂肪室是颊内侧深层脂肪室的内侧部分，该脂肪层与骨膜之间有Ristow间隙。Ristow间隙是填充剂的一个安全且有效的注射层次。

设计画线应根据鼻唇沟形状和产生原因不同而有所不同，但一般做法如下：画一个三角形，如图7-1-2所示；底部应位于鼻翼底部，三角形顶点应朝向口角。微笑时鼻唇沟的凹痕会延长，所以也要画1条延长线。

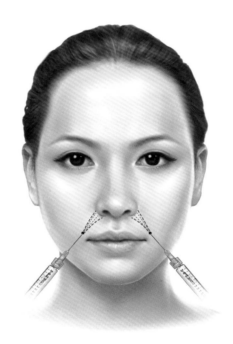

图7-1-2 注射技术
A.设计三角形
B.进针点
C.插入一个23G 50mm的钝针，用退针技术注射填充剂

2. 麻醉

EMLA表面麻醉药膏和1%利多卡因与1：200 000肾上腺素混合的局部麻醉药。在进针点和Ristow间隙或尖牙窝少量注射。

3. 技术

3.1 钝针

在进针点使用23G 50mm钝针，在Ristow间隙（颊内侧深脂肪的内侧部分与骨膜之间）或尖牙窝注射填充剂。

进针点的位置不在设计线上，而是在设计线上的外侧面，即三角形顶点的侧面。在口角外侧1.5cm，上方1cm处。

面动脉通常沿鼻唇沟走行，血管内注入填充剂可能损伤大血管或导致严重并发症。然而，针头只是用来刺穿皮肤，而且通常使用钝针，这样可以避免损伤。

填充剂注射层次与面动脉穿过层次之间的关系更为重要。

关于面动脉深度的研究很少，西方和东方关于面动脉深度的研究也存在争议，但最深的一层即骨膜上层无疑是最安全的一层。将钝针尖端置于所需位置，使用扇形技术轻柔少量退针注射。

动态皱褶是指微笑或说话时鼻唇沟较深和/或延长的皱褶。皮内注射可以解决这些皱纹。

图7-1-3显示了使用蕨叶技术或桥接技术在真皮层注射Restylane Vital。

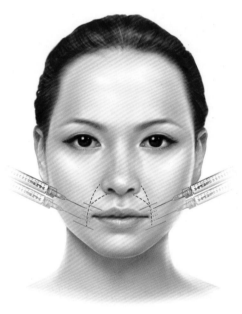

图 7-1-3 真皮注射
A.软性填充剂改善动态皱纹
B.用30G锐针真皮浅层注射
C.凹陷区域注射在内侧，在延伸的皱纹区域，从外侧用桥接技术注射

当鼻唇沟脂肪肥厚而出现阶梯状皱褶时，用蕨叶技术垂直于皱褶线注射，针尖斜面应朝下，退针注射极少量填充剂。

当没有阶梯状皱纹时，应使用桥接技术在真皮表面注射少量填充剂。

在进行皮肤注射后，建议用滚轴按摩该部位，以防止形成肿块。

3.2 填充量

当在骨膜表面注射时，单侧填充量为1mL；当在真皮层注射时，单侧填充量约为0.2mL。

3.3 后续观察和照相

治疗后基本没有肿胀，但颊部在注射后1周复查时进行了再次填充（图7-1-4、图7-1-5）。

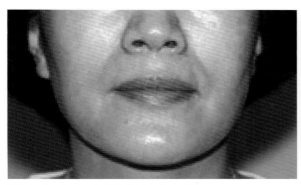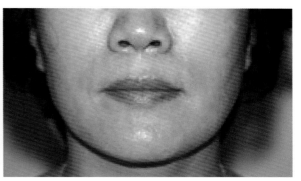

图 7-1-4 注射前和注射后（1）

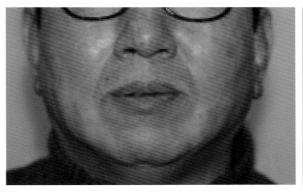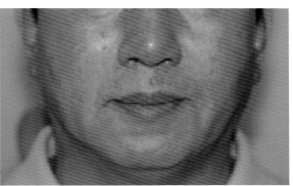

图 7-1-5 注射前和注射后（2）

3.4 注意事项

每次注射时都要遵循常规的预防措施。使用钝针或锐针不能进针注射，需要钝针或锐针的针尖在理想的部位，退针时注射。另外，不要用很高的压力注射大量填充剂，而要多次轻柔注射少量填充剂。

鼻唇沟的治疗是非常常见的操作，但操作不当，会造成很严重的后遗症。对于鼻唇沟的解剖不是特别熟悉的医生，建议还是要以少量多次、退针注射的原则进行操作。

3.5 并发症及处理

过敏后会形成结节或生物膜，治疗方法是注射透明质酸酶、类固醇或5-氟尿嘧啶，也可能需要进行手术治疗。

这些并发症被认为是由污染、感染操作或使用不适当的填充剂引起的。

最严重的问题是动脉栓塞、沿动脉区域的皮肤坏死和失明。

皮肤不会立刻坏死，多发生在注射后2~3天，如果注射部位或周围有红斑和疼痛，应考虑血管损伤，应立即注射透明质酸酶。

建议阅读

1. Gierloff M, Stohring C, Buder T, Gassling V, Acil Y, Wiltfang J. Aging changes of the midfacial fat compartments: a computed tomographic study. Plastic and reconstructive surgery. 2012;129(1):263-273.
2. Rohrich RJ, Pessa JE, Ristow B. The youthful cheek and the deep medial fat compartment. Plastic and reconstructive surgery. 2008;121(6):2107-2112.

Yong-Woo Lee, M.D., M.B.A., 整形外科医生

1. 设计

见图7-2-1。

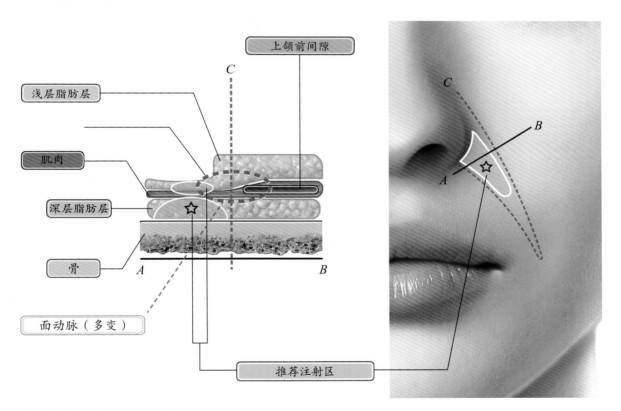

图7-2-1　设计部位横截面图

2. 麻醉

鼻唇沟外侧进针点行利多卡因皮下注射。

3. 技术

3.1 锐针或钝针

用23G锐针与皮肤成30°～45°注射，如图7-2-1星形标记所示，在触到骨面前轻柔注射。当患者因出血而感到电刺样疼痛或皮肤肿胀时，改变进针的路径。

图7-2-1中C线的侧面部分应尽量压迫，以避免填充剂移动到不需要的区域和损伤血管。

3.2 填充量

建议70%应注射在骨膜表面，注射0.2~0.3mL，检查图7-2-1中星形标记是否正确注射。

建议不要拔出针尖，而是在同一进针点皮下注射。与图7-2-1中星形标记是相同的目标区域，当注射太过表浅时看起来不自然。

3.3 注意事项

深部颊内侧脂肪（DMCF）位于骨膜上层，面动脉很少位于骨膜上层。因此，只有在注射填充较深时，需要考虑填充剂移位到不需要的位置。皮下注射时，面动脉会在同一层内走行，因此低压缓慢注射是非常重要的。重要的是压迫鼻唇沟外侧，因为当填充剂移位到外侧时，可能会加重鼻唇沟。

3.4 并发症及处理

最严重的并发症是皮肤坏死和视力受损。尤其是在鼻外侧动脉栓塞时可发生鼻翼坏死。此外，填充剂可能通过面动脉到达眼动脉，而图7-2-1中C线外侧的压迫可能减少这种并发症的发生率。

建议阅读

1. Brandt MG, Hassa A, Roth K, Wehrli B, Moore CC. Biomechanical properties of the facial retaining ligaments. Archives of facial plastic surgery. 2012;14(4):289-294.
2. Gierloff M, Stohring C, Buder T, Gassling V, Acil Y, Wiltfang J. Aging changes of the midfacial fat compartments: a computed tomographic study. Plastic and reconstructive surgery. 2012;129(1):263-273.
3. Lee JG, Yang HM, Choi YJ, Favero V, Kim YS, Hu KS, et al. Facial arterial depth and relationship with the facial musculature layer. Plastic and reconstructive surgery. 2015;135(2):437-444.
4. Mendelson B, Wong CH. Changes in the facial skeleton with aging: implications and clinical applications in facial rejuvenation. Aesthetic plastic surgery. 2012;36(4):753-760.
5. Wong CH, Mendelson B. Facial soft-tissue spaces and retaining ligaments of the midcheek: defining the premaxillary space. Plastic and reconstructive surgery. 2013;132(1):49-56.

Choon-Shik Youn，M.D.，皮肤科医生

1. 病理生理学

提上唇的肌纤维附着于真皮层：有报道称上颌韧带牵拉皮肤，但由于上颌韧带的附着部位与鼻唇沟不重合，对于该报道存在争议。提上唇的肌肉的持续运动和肌纤维的附着是主要原因。

鼻唇沟以上浅层脂肪下垂，深层脂肪（即DMCF）体积减少（图7-3-1）。

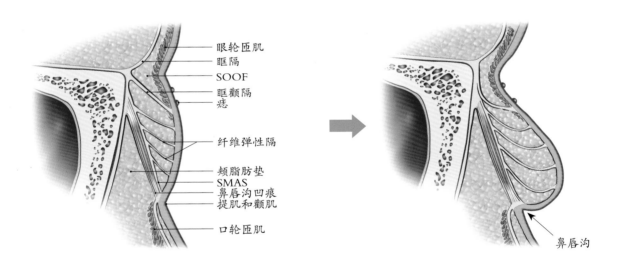

图 7-3-1　鼻唇沟：浅层脂肪下垂，颊内侧深部脂肪体积减少

鼻唇沟内侧和上方组织密度的差异：内侧致密，上方脂肪组织疏松（图7-3-2）。

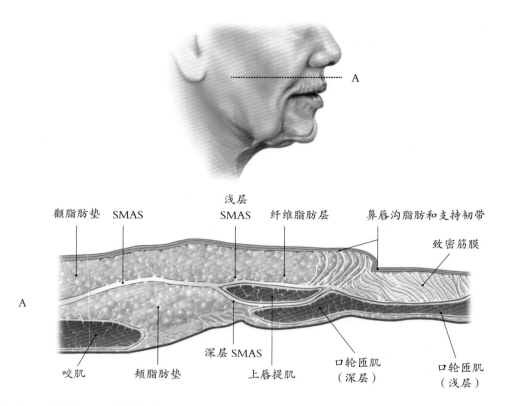

图7-3-2　鼻唇沟：不同组织的密度

2. 设计和体表解剖学

2.1 鼻唇沟长度分类

①短型；②延长型；③连续型（图7-3-3）。

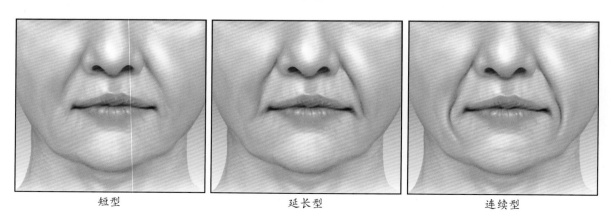

图7-3-3　鼻唇沟：长度

2.2 鼻唇沟形状分类

①凹陷型；②直线型；③凸面型（图7-3-4）。

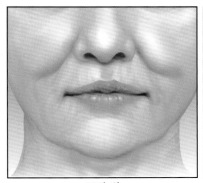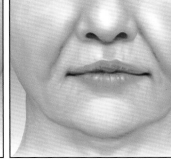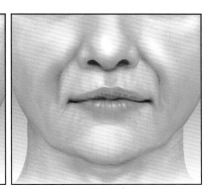

凹陷型　　　　　　　　　　直线型　　　　　　　　　　凸面型

图7-3-4　鼻唇沟：形状

2.3 设计

首先标记鼻翼隐窝，这是最需要填充的部位，然后标记下方的线（图7-3-5）。

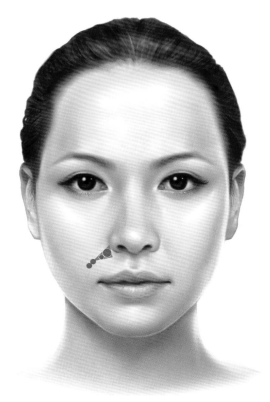

图7-3-5　鼻唇沟：设计

3. 麻醉

3.1 EMLA 表面麻醉药膏

作者只用EMLA表面麻醉药膏。

3.2 利多卡因

局部神经阻滞是不需要的，当使用钝针时，在进针点行利多卡因注射。

4. 技术

4.1 锐针

4.1.1 锐针：鼻唇沟上部（鼻翼隐窝）

分两层注射，深部注射在骨膜上或DMCF层，浅层在皮下层（第2层）注射。Gierloff等描述了DMCF位置横跨鼻唇沟并在老化过程中体积均匀地减少。因此，DMCF处的注射非常重要。

深部注射时抵着骨面注射，浅层注射时进行皮下注射，避开面动脉。填充量取决于深度，但通常深皱纹每点注射0.4mL，浅皱纹每点注射0.1mL。当皱纹较浅时，只在皮下注射；当皱纹较深时，分两层注射（图7-3-6）。在深皱纹处注射时，比例为1∶1，当可以看到浅皱纹时，另外进行皮内注射（图7-3-7）。

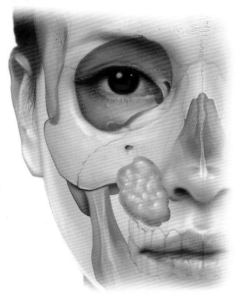

图7-3-6 深部颊内侧脂肪
颊内侧深层脂肪的内侧脂肪延伸至切牙，因此在DMCF处注射会填充鼻唇沟

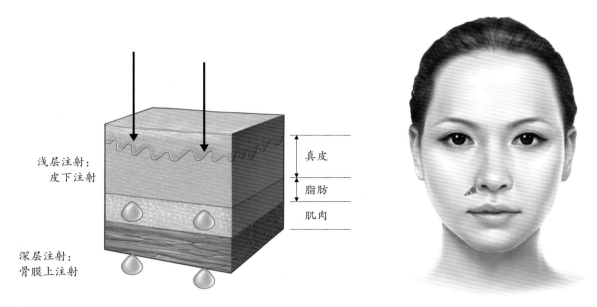

图7-3-7 Kisses技术：锐针，浅层和深层注射

浅层注射：
皮下注射

真皮

脂肪

肌肉

深层注射：
骨膜上注射

4.1.2 锐针：鼻唇沟下部（鼻翼隐窝以下）

避开面动脉，采用垂直注射技术在皮内和皮下注射（图7-3-8）。

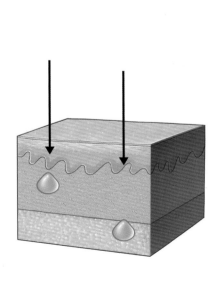

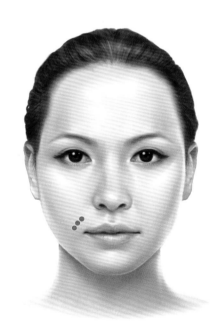

图7-3-8 Kisses技术：锐针，皮内和皮下注射

4.2 钝针

目标注射区分为皮下和骨膜上两层。在鼻唇沟末端或鼻唇沟改变方向的地方做一个进针点。穿过针点，在真皮层走行以避开面动脉。

注射方法是在鼻翼隐窝真皮下层采用线状法和扇形法，然后在鼻翼隐窝下缘采用线状法。皮下注射后，在DMCF的骨膜上层注射（图7-3-9）。

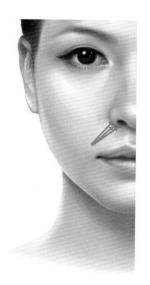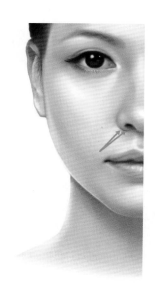

图7-3-9 线状注射：钝针，浅层和深层注射

4.3 填充量

注射剂量通常每侧1~2mL。

4.4 后续观察和照相

重度的鼻唇沟需要分两层注射（真皮下层和骨膜上层注射）（图7-3-10）。

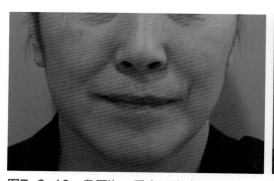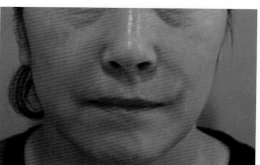

图7-3-10 鼻唇沟：重度凹陷（两个层次），注射前和注射后4周

中度鼻唇沟矫正注射，用钝针注射一个层次（真皮下注射）（图7-3-11）。

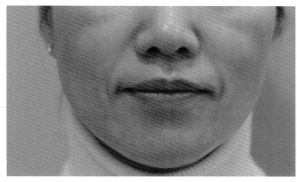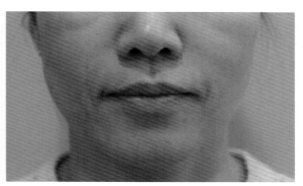

图 7-3-11 鼻唇沟：中度凹陷（一个层次），注射前和注射后

轻度鼻唇沟矫正注射，用锐针真皮下注射一个层次（图7-3-12）。

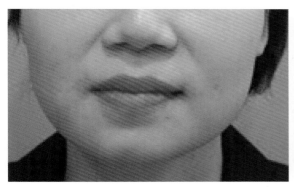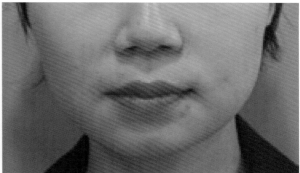

图 7-3-12 鼻唇沟：轻度凹陷（一个层次），注射前和注射后

多发性皱纹1例，同时矫正鼻唇沟、口周皱纹和木偶纹（图7-3-13）。

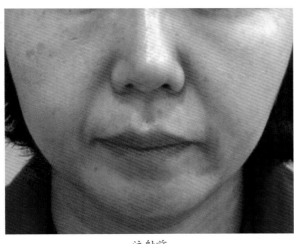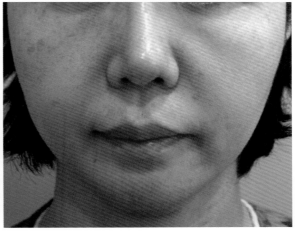

注射前   注射后

图7-3-13 鼻唇沟+口周皱纹+木偶纹：注射前和注射后

对于鼻唇沟不深但有皱褶的病例，建议沿皱褶真皮下或真皮内注射（图7-3-14）。

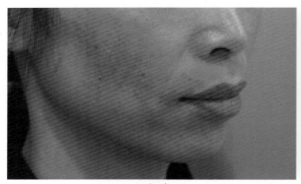 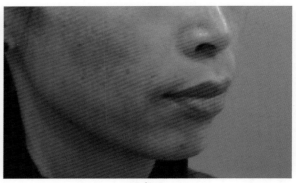

注射前 注射后

图 7-3-14 鼻唇沟：只有皱褶的类型，注射前和注射后

4.5 注意事项

当在皱褶的上方进行注射或由于肌肉运动使填充剂向上移动时，鼻唇沟会变得更深。因此，应注意不要在皱褶以上区域注射。

注射前鼻唇沟有一定的不对称性，应及时告知患者，并考虑不同的注射量（图7-3-15）。

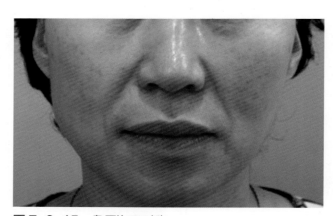

图 7-3-15 鼻唇沟不对称

当提上唇的肌肉较强时（图7-3-16），患者会经常微笑，填充剂的寿命会缩短，故考虑在提上唇鼻翼肌注射肉毒毒素。

4.6 并发症及处理

最严重的并发症是面动脉损伤引起的皮肤坏死。为避开面部动脉，应进行以下操作：

评估：肌肉活动

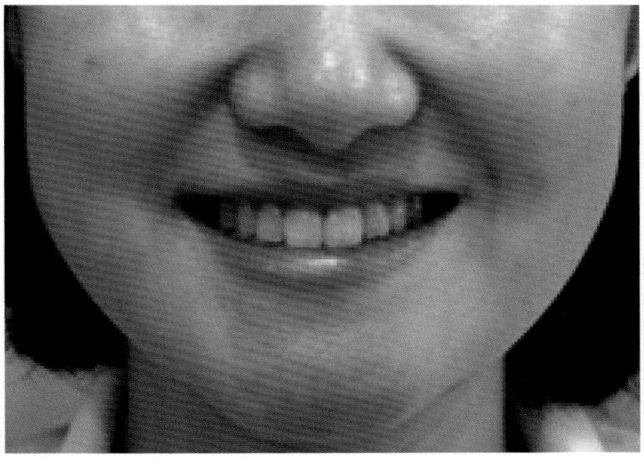

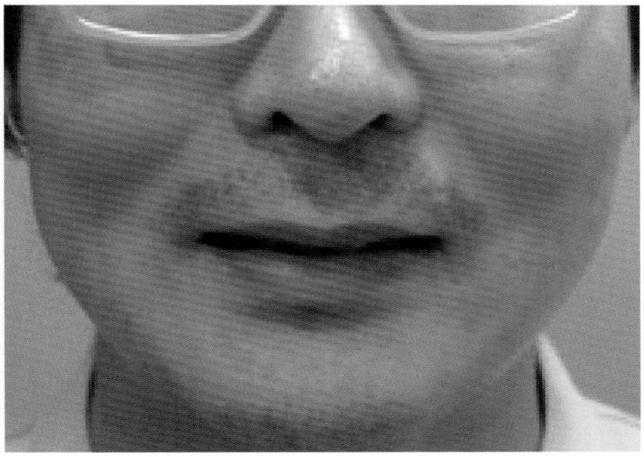

活动：高 活动：低

| 向上移位 | ↑ |
| 持续时间 | ↓ |

| 向上移位 | ↓ |
| 持续时间 | ↑ |

图 7-3-16 提上唇的肌肉

（1）深度：在真皮下或骨膜上层次注射，避开面动脉。

（2）轻柔注射：要用钝针穿刺动脉，应模拟静脉置管。在进行静脉注射时，我们会拉伸组织并刺入针头，因此，温和缓慢地注射时，注射入血管内的可能性很低。

第 4 节　鼻唇沟4

Yu-Ri Kim，M.D.，Ph.D.，皮肤科医生

1. 设计

　　面部老化改变最初发生在眼周和口周区域，因为许多肌肉附着在该区域的皮肤上，并且该区域参与多种运动。由于各种运动和软组织体积的变化，鼻唇沟处的皱纹是常见的。为了矫正鼻唇沟，应评估皱纹、软组织体积和过度的肌肉运动。通常，皮肤皱纹和软组织是问题所在。

　　皮肤皱纹可分为动态皱纹和静态皱纹，按形状可分为皱纹、褶皱、凹陷（图7-4-1）。对于静态皱纹，真皮厚度会减少，所以应在真皮层注射软性填充剂。

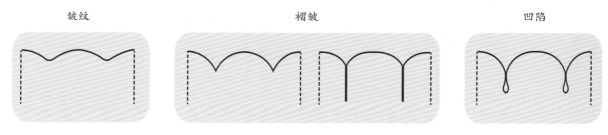

| 皱纹 | 褶皱 | 凹陷 |

图7-4-1　不同皱纹形状

　　老化过程中的软组织变化通常是由深层脂肪室体积减少和骨质吸收引起的。有时，因为鼻唇沟脂肪增加可以观察到皮肤下垂，鼻唇沟脂肪是一个浅层脂肪室。深部梨状孔间隙（Ristow间隙）垂直分布于鼻中隔降肌至泪槽韧带，水平方向上分布于颊内侧深层脂肪至小叶结缔组织，被提上唇肌覆盖。

　　在老化过程中，深部颊内侧脂肪（DMCF）体积的减少和骨吸收会使这个间隙增大。考虑到这些事实，鼻唇沟应通过填充深层脂肪室和深部梨状孔间隙来矫正，浅层脂肪也应通过线雕来提升。

2. 麻醉

　　EMLA乳膏就足够了，因为许多类型的填充剂含有利多卡因。用18G针穿刺进针点是适合

的，可以注射利多卡因来减轻穿刺疼痛（图7-4-2）。

3. 技术

3.1 锐针

由于许多动脉有变异，建议不要在皮下用锐针注射，但在治疗皮肤层静态皱纹时，建议通过真皮内注射软性填充剂。

3.2 钝针

建议在褶皱的侧面进行穿刺，因为当注射点特别靠近进针点时，填充剂可能会渗出。穿刺深度宜为2～3mm，以免损伤邻近血管。当垂直穿刺时，可通过18G针头的穿刺点插入大直径的钝针。

鼻翼隐窝的浅层脂肪层需要少量填充，但注射后可能会形成团块。此外，浅层脂肪层比深层脂肪层的组织密度更高，因此填充剂会移位到鼻唇沟脂肪室导致鼻唇沟加重。为了避免这种现象，钝针的尖端应该放在明显靠近鼻翼隐窝的位置，并且注射时压迫颊部区域。

钝针经鼻翼侧深脂肪层穿刺后进入深部梨状孔间隙。在深部梨状孔间隙或深层脂肪层注射时鼻唇沟可以自然矫正，但可能需要大量填充剂。

3.3 填充量

当在深部梨状孔间隙注射大量（每侧1mL）填充剂时，不会出现疼痛或肿块，但当皮下注射少量（每侧小于0.5mL）填充剂时，可能会出现疼痛、肿块，甚至移位。

即使使用钝针，皮下动脉也会受到压迫。角动脉存在于深部梨状孔间隙和深部颊内侧脂肪之间的隔膜处，因此，在深层脂肪层注射是相对安全的。

3.4 注意事项

患者可能期望所有皱纹都得到矫正，但在治疗前应告知矫正程度。应该向患者解释的是，当前内侧颊部凹陷时，同时进行前内侧颊部矫正。此外，当颊部下垂时，应考虑线雕提升。联合应用不同治疗已经是未来的趋势。不论患者是否能接受线雕提升，面对严重的鼻唇沟患者时，都应该建议其进行线雕治疗。

此外，当有严重的动态皱纹时应考虑注射肉毒毒素。

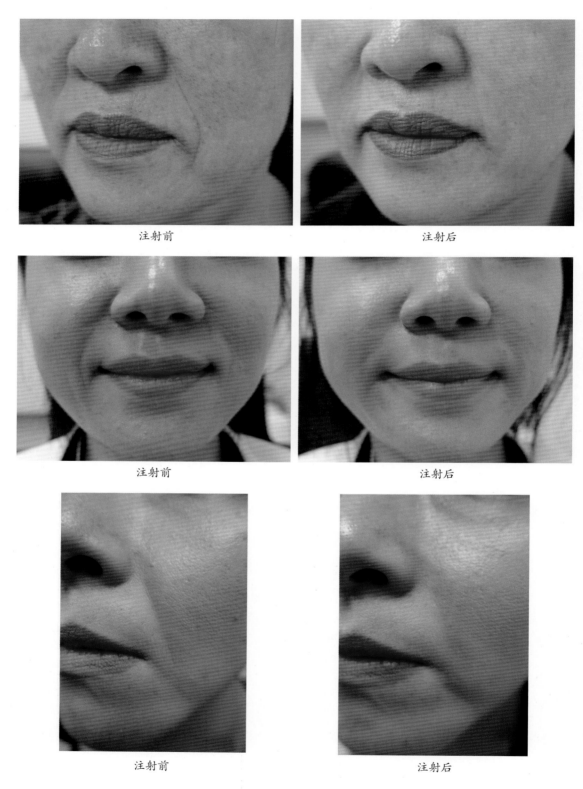

注射前　　　　　　　　　　　　　　注射后

注射前　　　　　　　　　　　　　　注射后

注射前　　　　　　　　　　　　　　注射后

图7-4-2　真皮内注射

鼻唇沟注射（图 7-4-3~ 图 7-4-6，表 7-4-1）

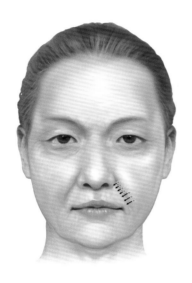

图 7-4-3　Hyung-Ik Baik（整形外科医生）的技术

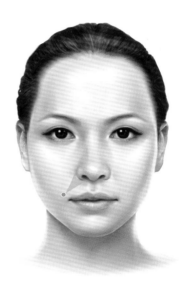

图 7-4-4　Yong-Woo Lee（整形外科医生）的技术

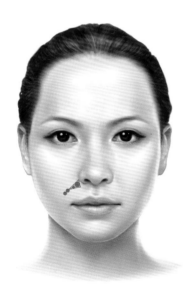

图 7-4-5　Choon-Shik Youn（皮肤科医生）的技术

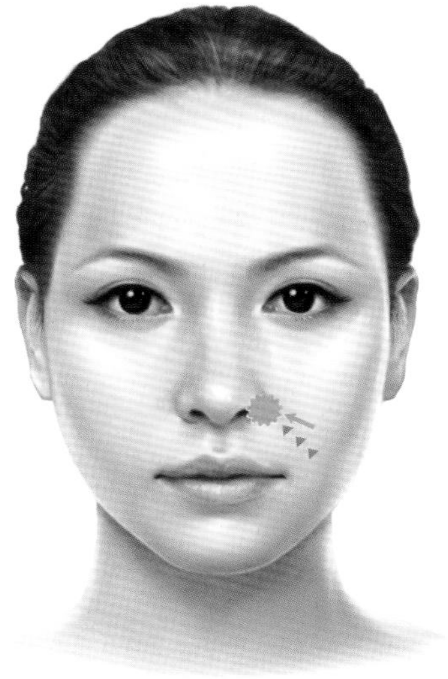

深层注射（箭头，橙色）
真皮内注射（箭头，蓝色）

图 7-4-6　Yu-Ri Kim（皮肤科医生）的技术

表7-4-1 操作详情

	Hyung-Ik Baik（整形外科医生）的技术	Yong-Woo Lee（整形外科医生）的技术	Choon-Shik Youn（皮肤科医生）的技术	Yu-Ri Kim（皮肤科医生）的技术
锐针 / 钝针	锐针：30G 钝针：23G	锐针：23G	锐针：27G或30G 钝针：23G	锐针：30G 钝针：23G
每侧用量	锐针：0.2mL 钝针：1mL	0.5~1mL	1~2mL	1~2mL
弹性 The Chaeum	锐针：No.1 钝针：No.3	No.3	锐针：No.3 钝针：No.4	锐针：No.1 钝针：No.3
麻醉	局部利多卡因注射麻醉	局部利多卡因注射麻醉	EMLA表面麻醉药膏	EMLA表面麻醉药膏/局部利多卡因注射麻醉
技术	1.蕨叶或桥接注射技术 2.扇形注射技术	丸状注射	锐针：垂直注射技术（Kisses技术） 钝针：扇形+线状注射技术	真皮层：锐针，均匀注射技术 脂肪深层：钝针，丸状注射技术
层次	真皮浅层 Ristow间隙（骨膜上层）	骨膜上层 另外，真皮下层	皮下和骨膜上	真皮层 深部梨状孔间隙

建议阅读

1. Surek CK, Vargo J, Lamb J. Deep Pyriform Space: Anatomical Clarifications and Clinical Implications. Plastic and reconstructive surgery. 2016;138(1):59-64.
2. Gierloff M, Stohring C, Buder T, Gassling V, Acil Y, Wiltfang J. Aging changes of the midfacial fat compartments: a computed tomographic study. Plastic and reconstructive surgery. 2012;129(1):263-273.

第八章

木偶纹，口周皱纹

木偶纹，口周皱纹1

Yong-Woo Lee，M.D.，M.B.A.，整形外科医生

木偶纹

1. 设计

解剖分界见图8-1-1。

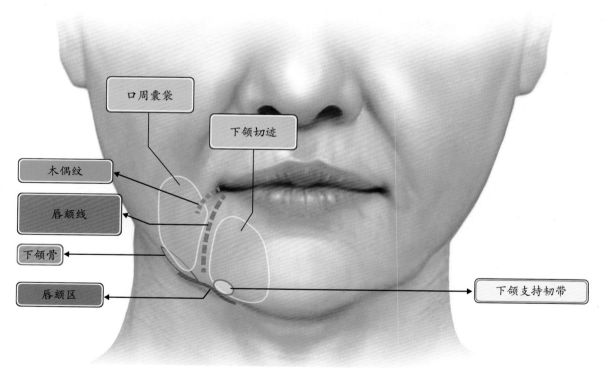

图 8-1-1 解剖分界

图中标注：
- 口周囊袋
- 下颌切迹
- 木偶纹
- 唇颏线
- 下颌骨
- 唇颏区
- 下颌支持韧带

2. 麻醉

在木偶纹末端与下颌线交界处注射利多卡因。

3. 技术

3.1 锐针或钝针

使用23G锐针，方向朝上，皮下组织层注射。也可以在木偶纹中部的三角区均匀平铺。

3.2 填充量

木偶纹内侧区域凹陷，木偶纹外侧可能伴有皱纹产生，依据木偶纹中部区域凹陷和皱纹进行两侧软组织区填充。木偶纹两侧脂肪抽吸和提升是使中部区域饱满的首选。因此外侧区域的脂肪抽吸和提升是使内侧区域饱满的首选方案。推荐皮下组织层注射，当凹陷严重时，也可以考虑行肌肉下注射。

3.3 注意事项

如果填充注射没有考虑到矫正侧方软组织下垂，那么填充过量可能会导致非期待的结果，使用其他方法治疗是有必要的。

3.4 并发症及处理

并发症较少。面动脉和并行静脉走行较深，不易损伤。侧支血管分支较多，皮肤坏死的发生率低。由于此部位远离眼部，所以影响视觉的并发症很少发生。

口周细纹

1. 设计

矢状面观见图8-1-2。

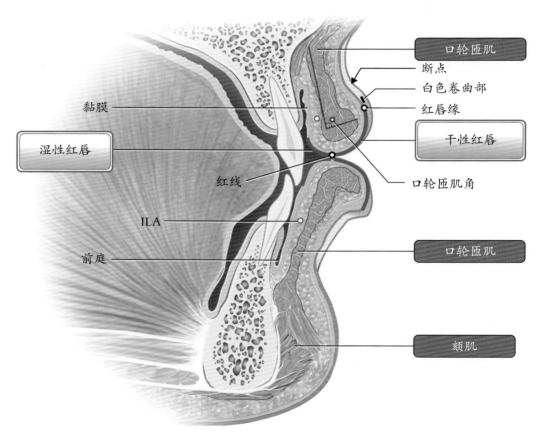

图 8-1-2 矢状面观

2. 麻醉

在唇外行注射填充时，于口角结合部注射利多卡因。在唇黏膜内注射填充时，在黏膜区域注射利多卡因。

3. 技术

3.1 锐针或钝针

使用23G或25G锐针，在唇中心区域缓慢推针注射。在唇及口周注射时，建议使用小分子玻尿酸，应用29G锐针或27G钝针。

3.2 填充量

当在唇外注射时，增大唇红缘能立刻看到变化，因此需要相对较少的填充量。当在黏膜内注射时，填充剂应注射在湿性黏膜下使唇翻转，因此需要填充量加倍。

3.3 注意事项

通常注射在红唇缘外，有时会注射在黏膜。如图8-1-2所示，唇有一个断点，正面观红唇缘显示唇的厚度。断点处有一个降角，随着年龄的增长会变平；喜欢唇翻转的效果，在黏膜面填充更佳。

3.4 并发症及处理

血管并发症罕见。上、下唇动脉的位置应标定。如图8-1-2所示，动脉走行于口轮匝肌深面，上、下唇动脉位于填充注射靠近唇的高度水平。下唇动脉走行距离唇更为低远。在上唇特别是黏膜注射时要注意血管。

建议阅读

1. Gierloff M, Stohring C, Buder T, Wiltfang J. The subcutaneous fat compartments in relation to aesthetically important facial folds and rhytides. Journal of plastic, reconstructive & aesthetic surgery : JPRAS. 2012;65(10):1292-1297.

2. Mendelson B, Wong CH. Changes in the facial skeleton with aging: implications and clinical applications in facial rejuvenation. Aesthetic plastic surgery. 2012;36(4):753-760.

3. Penna V, Stark GB, Eisenhardt SU, Bannasch H, Iblher N. The aging lip: a comparative histological analysis of age-related changes in the upper lip complex. Plastic and reconstructive surgery. 2009;124(2):624-628.

4. Rohrich RJ, Pessa JE. The anatomy and clinical implications of perioral submuscular fat. Plastic and reconstructive surgery. 2009;124(1):266-271.

5. Tansatit T, Apinuntrum P, Phetudom T. A typical pattern of the labial arteries with implication for lip augmentation with injectable fillers. Aesthetic plastic surgery. 2014;38(6):1083-1089.

Hyung–Ik Baik，M.D.，整形外科医生

　　从口角到下颏的多种皱纹很难用一个特定的名字来命名。口周细纹因其方向、深度和解剖因素的不同导致形态不同。

　　作者将这些皱纹予以分类。没有峰谷差别的皱纹称为纹，有峰谷差别的称为褶。

　　它们被分成两种类型：第一种是鼻唇沟的延伸，即没有连接到口角而是延伸到颏区的鼻唇沟（图8-2-1）；第二种是唇下颌沟或纹，起自口角，到下达颌区。典型褶皱是起自口角到达侧方的木偶纹或木偶沟（图8-2-2）。假性木偶纹是一种因颊部脂肪或颌部浅层脂肪下垂形成的褶皱（图8-2-3）。

　　最密切相关的解剖结构是降口角肌（图8-2-4），其他因素是颧大肌分裂型、颈阔肌、笑肌、颊脂肪垫、颌部浅层脂肪和皮肤松弛。

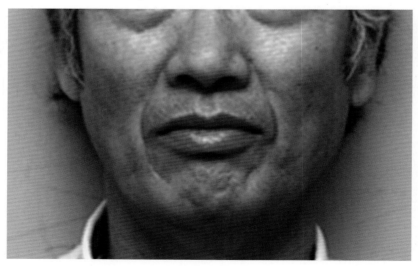

图 8-2-1　延伸型鼻唇沟

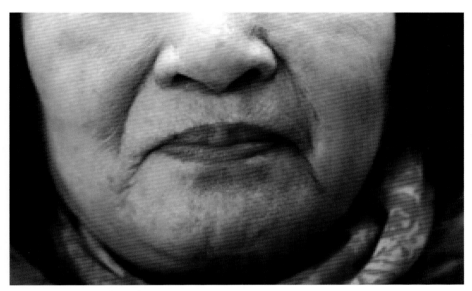

图 8-2-2　典型木偶纹

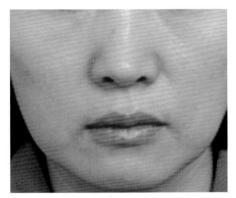

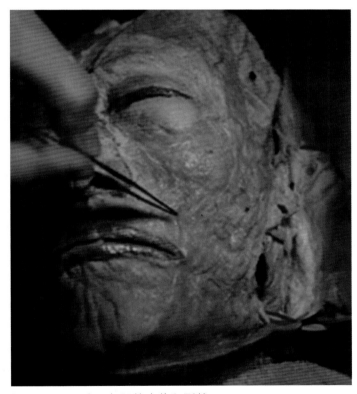

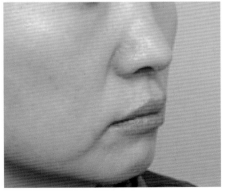

图 8-2-3　假性木偶纹

图 8-2-4　降口角肌的定位和形状

1. 设计

不同因素形成的皱纹处理方法不同。

这里我们介绍从口角到下颌边缘的典型木偶纹。

在很多病例中，存在因浅层颏部脂肪形成的折梯状皱纹和如图8-2-5所示的直角形下陷区域，下颌前切迹的椭圆形区域。

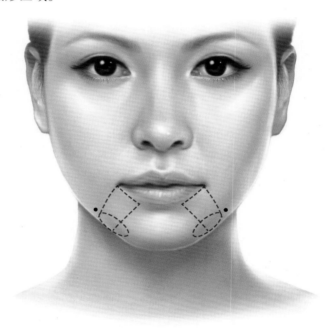

图8-2-5　矫正木偶纹和下颌前切迹的设计

2. 麻醉

使用丙胺卡因乳剂进行皮肤麻醉，进针点注射1%利多卡因（1∶200 000肾上腺素）后进行填充。

3. 技术

木偶纹是动态皱纹，所以尽量不要选用刺激胶原蛋白增生的填充剂；如果必须使用，尽量注射在深层并减少剂量。对于下颌前切迹亦然。

3.1 使用 23G 50mm 钝针进行填充

在矩形区域和下颌切迹区进行扇形填充（图8-2-6）。

进针点应该在下颌边缘的稍内侧或外侧，外侧进针更加方便。

填充在皮下组织层，避免损伤下唇动脉和颏神经。

当缺乏皮下脂肪时，填充剂也可以注射在降口角肌浅面，但要注意避免损伤神经血管。

矫正下颌切迹，骨膜下层和皮下层是安全层面。

定位钝针头部，轻柔注射少量填充剂，否则容易出血和瘀青。

在微笑时木偶纹会延长和加深，所以木偶纹也是动态皱纹。所以合适的填充剂（如瑞蓝唯琋）可以注射在真皮层，深层注射时量要少。

斜向下方使用蕨叶填充技术或桥接填充技术在真皮浅层注射（图8-2-7）。

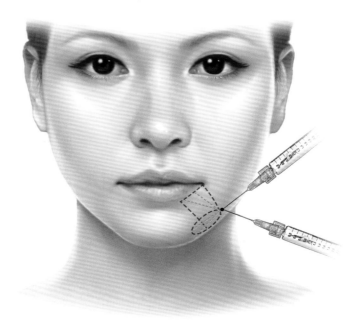

图8-2-6 注射技术
（1）进针点位
（2）23G 50mm钝针注射填充
（3）扇形填充技术，退针技术

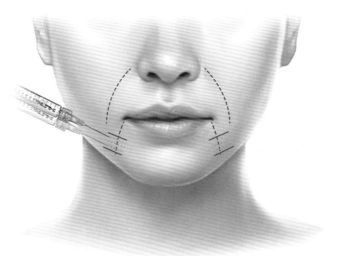

图8-2-7 注射技术
（1）软性填充剂
（2）使用30G锐针真皮浅层注射
（3）如果是褶皱，从木偶纹中部注射填充剂
（4）如果是细纹，使用桥接填充技术在细纹侧方填充

当存在浅层颏部脂肪和深层颊部脂肪下垂导致的阶梯褶皱时，垂直于木偶纹注射，在木偶纹内侧入针，退针注射少量填充剂。

当不存在折梯凹陷，仅仅是动态性皱纹时，使用桥接填充技术注射填充剂。

注射填充后，轻柔按摩以免团块出现。

当唇部侧方区域下垂时，使用30G锐针在木偶纹中部进针注射瑞蓝唯瑅。

在口周区域，有颧大肌、笑肌、颈阔肌和降口角肌形成的多种笑纹。这些皱纹是由面部表情和说话动作形成的，时间长了会发展成为静态皱纹。

使用30G垂直于真皮注射软性填充剂，当皮下脂肪少且皮肤薄时，使用27G钝针垂直于皱纹注射软性填充剂。

3.2 矫正木偶纹和下颌前切迹

每侧不要超过1mL。

真皮层注射填充量约为每侧0.3mL。

3.3 后续观察和照相

1周后在真皮层附加注射（图8-2-8、图8-2-9）。

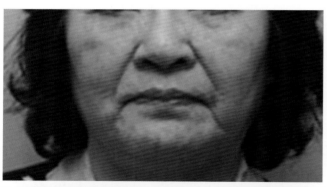

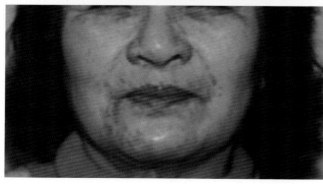

图 8-2-8 木偶纹矫正：术前和术后

图 8-2-9 口周纹矫正：术前和术后

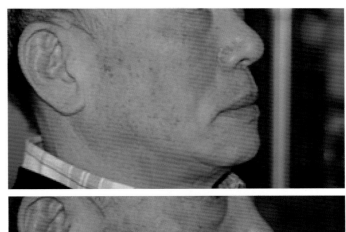
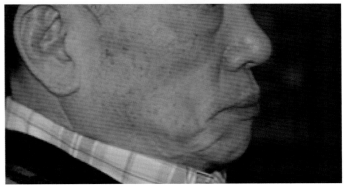

3.4 注意事项

　　口周区域是瘀青的好发部位。除真皮层注射外建议使用钝针。使用钝针时也应小心。当使用大量填充剂进行真皮层注射时易出现团块。建议少量填充，必要时可以1周后重复注射。

　　口周、木偶纹、下颌前切迹都是容易出现团块的地方，也许外观不明显，但有些患者对于摸得到的团块，还是会十分在意，所以一定要少量多次地填充。

3.5 并发症及处理

　　下唇动脉或颏神经损伤较少见。

　　易出现瘀青，精细注射是必要的。

建议阅读

1. Pessa JE, Zadoo VP, Garza PA, Adrian EK, Jr., Dewitt AI, Garza JR. Double or bifid zygomaticus major muscle: anatomy, incidence, and clinical correlation. Clinical anatomy (New York, NY). 1998;11(5):310-313.

Choon–Shik Youn，M.D.，皮肤科医生

1. 木偶纹的病理生理学

（1）下颌支持韧带：它是下颌骨到皮肤的真性韧带，上部结构不会向下移位，形成褶皱。

（2）颊部脂肪下移：在颊部起到脂肪支撑作用的颈阔肌和咬肌皮肤韧带松弛，颊部脂肪向下移位增大了木偶纹上部，导致人呈现一种沮丧外貌（图8-3-1）。

（3）浅层脂肪下移：与鼻唇部脂肪下移相似，随着年龄的增长，颌部脂肪向下移位。

（4）骨吸收：下颌支持韧带连接一部分下颌骨，这部分下颌骨较其他部位吸收多，因此下颌切迹和木偶纹加深。

（5）位于木偶纹中部的唇下颌脂肪容量减少。

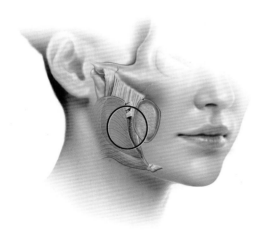 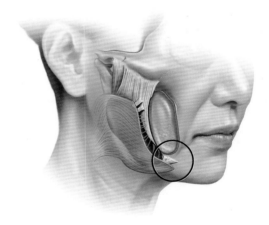

图8-3-1 下颌部、木偶纹和下颌切迹

注意：口周皱纹与鼻唇沟无关，与唇上移和笑肌持续运动有关。

2. 表面解剖学

2.1 口周皱纹

口周皱纹是位于鼻唇沟外侧的皱纹。

2.2 木偶纹

木偶纹是从唇角到下颌前切迹的皱纹（图8-3-2）。

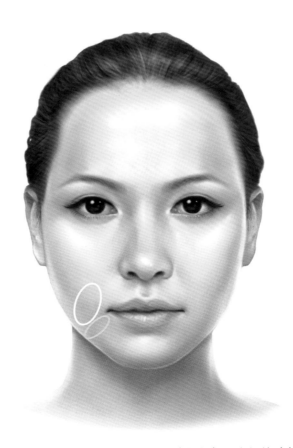

图8-3-2 表面解剖学：口周皱纹（白色）、木偶纹（黄色）

3. 设计

当微笑时口周皱纹和木偶纹尤为明显，所以应在微笑时设计（图8-3-3）。

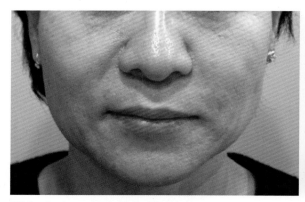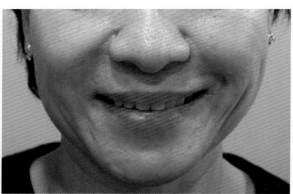

图 8-3-3 口周细纹和木偶纹：设计

4. 麻醉

作者建议应用丙胺卡因乳剂麻醉。

5. 技术

5.1 锐针或钝针

作者常用锐针垂直注射技术来矫正口周皱纹和木偶纹（图8-3-4）。

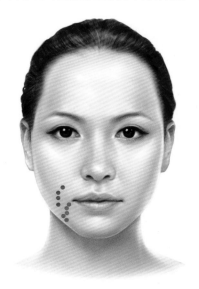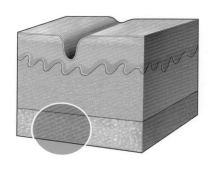

图8-3-4 口周皱纹和木偶纹：桥接技术

5.2 深度

为避开面动脉，防止皮肤皱纹，在皮下层和真皮深层注射填充剂。

5.3 填充量

每侧注射1~2mL。

5.4 后续观察和照相

见图8-3-5~图8-3-7。

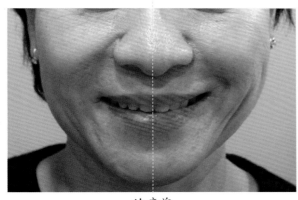
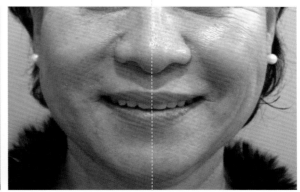

治疗前　　　　　　　　　　　　　治疗后 5 周

图8-3-5 口周皱纹和木偶纹：治疗前和治疗后5周

左侧1.4mL　　　右侧1.4mL

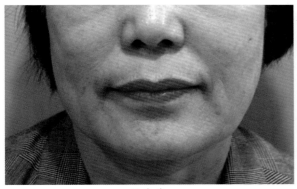
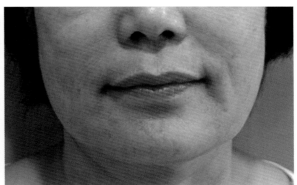

治疗前　　　　　　　　　　　　　治疗后

图8-3-6 口周皱纹和木偶纹：治疗前和治疗后

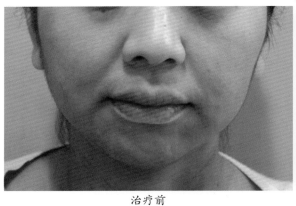
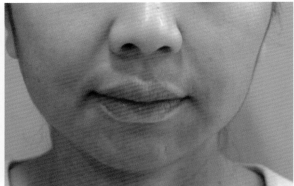

治疗前　　　　　　　　　　　　　　　　　　治疗后

图8-3-7　木偶纹：治疗前和治疗后

5.5 注意事项

此区域易出现瘀青，填充剂要精准地注射在真皮内和真皮下层。

这个位置面动脉没有肌肉覆盖，在皮下区绕行（图8-3-8）。填充剂应该注射在真皮深层或真皮下层。

图8-3-8　面动脉：绕行区

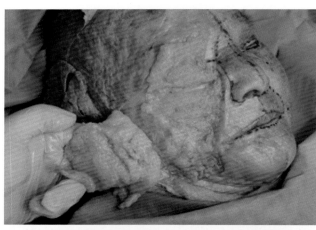

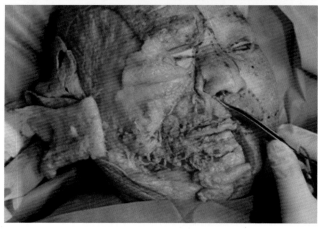

● Hyun-Jo Kim，M.D.，M.S.，皮肤科医生

1. 设计

　　大家认为木偶纹（图8-4-1）是因降口角肌牵拉、与衰老相关的真皮萎缩、脂肪容量变化和脂肪组织移位形成的。

　　口周皱纹是因口轮匝肌牵拉和与衰老相关的真皮萎缩引起的。

　　在木偶纹的中部设计，这是容量损失最大的区域（图8-4-2）。

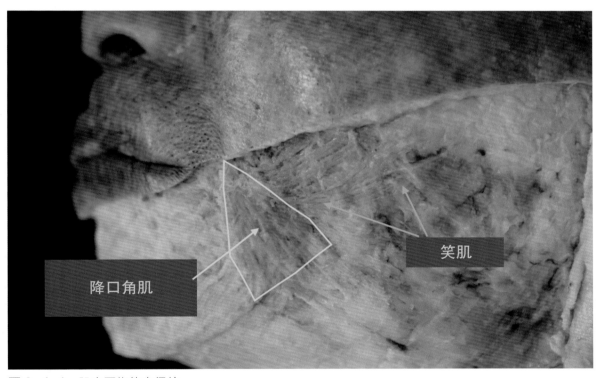

降口角肌

笑肌

图 8-4-1　肌肉围绕的木偶纹

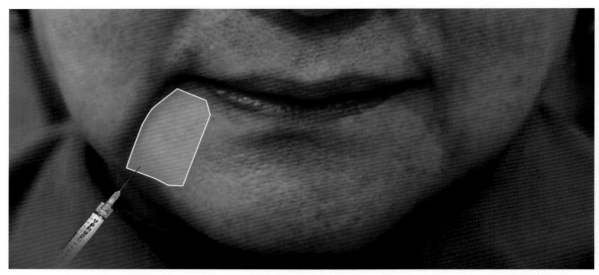

图8-4-2 木偶纹矫正技术

口周皱纹分为静态的和动态的。应该考虑两种情况：容量缺失，应该注射填充剂；肌肉运动过度，则应该注射肉毒毒素。

2. 麻醉

应用丙胺卡因乳剂皮肤麻醉，可以配合眶下神经或颏神经区域神经阻滞。

3. 技术

3.1 锐针或钝针

作者喜欢使用锐针。矫正木偶纹，皮下脂肪层和骨膜层可以作为注射层次。但在骨膜层注射时，所需要的填充量要增多20%~30%。

矫正口周细纹可以沿着唇红缘注射填充剂，每隔1cm可以注射0.5~1U肉毒毒素。

3.2 填充量

矫正木偶纹，每侧需要0.5~1mL填充剂。矫正口周细纹，与唇饱满不同，需要较少的量。过度矫正会导致不平整。口周细纹常在上唇形成，因此当沿着唇红缘注射时，0.3~0.5mL的填充量是比较适宜的。

深层注射所需要的填充量一般比较多，所以遇到支数不足时，可以提高浅层的注射剂量，以达到较佳的效果，但必须先解释清楚填充剂的维持时间会变短。

3.3 后续观察和照相

通过在皮下脂肪层注射矫正木偶纹（图8-4-3）。

3.4 注意事项

下唇动脉位于降口角肌和降下唇肌间。注射填充应该在皮下组织层或骨膜层（图8-4-4）。

当在上唇填充时，上唇动脉走行在口轮匝肌后，注射填充应该注射在肌肉层或者肌肉前（图8-4-5）。当注射在肌肉后时，容易损伤上唇动脉（图8-4-6）。

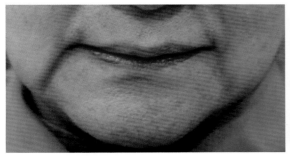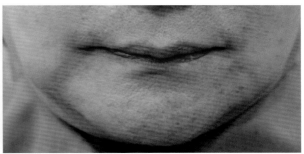

图 8-4-3 木偶纹矫正：术前与术后

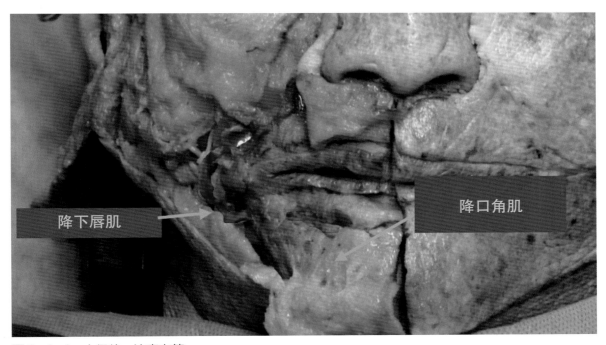

降下唇肌

降口角肌

图 8-4-4 木偶纹：注意血管

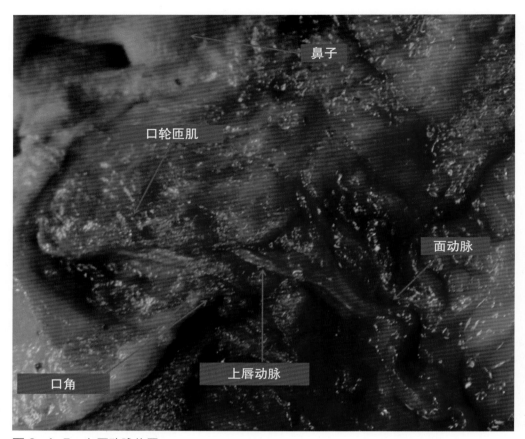

图 8-4-5　上唇动脉位置

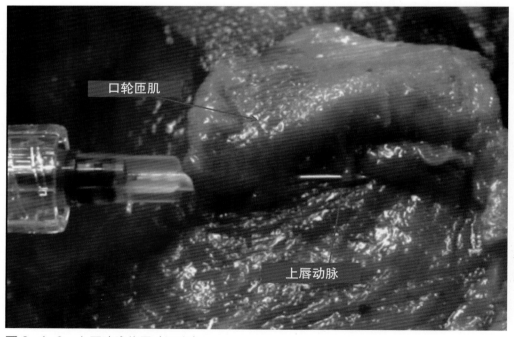

图 8-4-6　上唇动脉位置（深度）

木偶纹矫正（图 8-4-7~ 图 8-4-10，表 8-4-1、表 8-4-2）

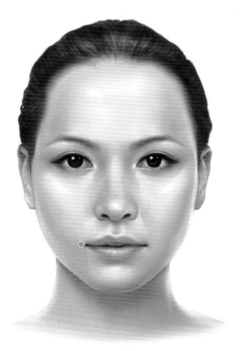

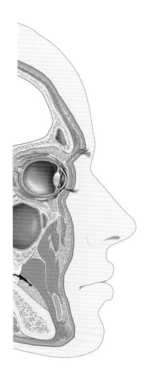

图 8-4-7 Yong-Woo Lee（整形外科医生）的技术

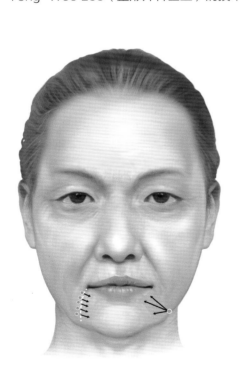

图 8-4-8 Hyung-Ik Baik（整形外科医生）的技术

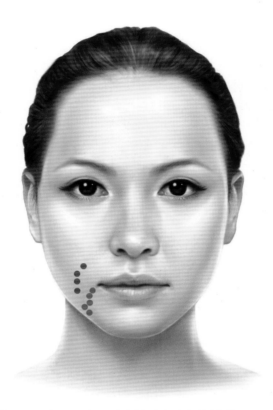

图8-4-9　Choon-Shik Youn（皮肤科医生）的技术

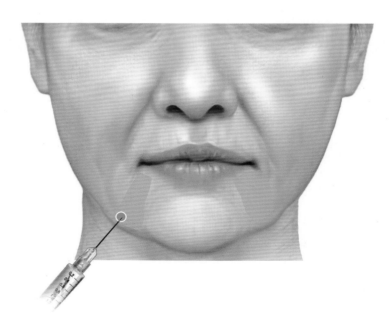

图8-4-10　Hyun-Jo Kim（皮肤科医生）的技术

木偶纹

表8-4-1 操作详情

	Yong-Woo Lee（整形外科医生）的技术	Hyung-Ik Baik（整形外科医生）的技术	Choon-Shik Youn（皮肤科医生）的技术	Hyun-Jo Kim（皮肤科医生）的技术
锐针/钝针	23G钝针	23G钝针	21G或23G钝针	23G钝针
每侧剂量	<0.5mL	锐针：0.2mL 钝针：1mL	1~1.5mL	0.5~1.5mL
灵活性	No.1	锐针：No.1 钝针：No.3	No.1或No.2	No.2或No.3
麻醉	局部麻醉	局部麻醉	表面麻醉	表面麻醉
技术	团状注射	（1）蕨叶或桥接技术 （2）扇形技术	垂直注射技术（吻接技术）	线状注射和扇形注射
层次	皮下深层	（1）真皮浅层 （2）骨膜层	真皮深层或真皮下层	骨膜层或皮下组织层

口周细纹

表8-4-2 操作详情

	Yong-Woo Lee（整形外科医生）的技术	Hyung-Ik Baik（整形外科医生）的技术	Choon-Shik Youn（皮肤科医生）的技术	Hyun-Jo Kim（皮肤科医生）的技术
锐针/钝针	同木偶纹	30G锐针	同木偶纹	33G锐针
每侧剂量		0.5mL		0.5~0.8mL
灵活性		No.1		No.1或No.2
麻醉		表面麻醉		表面麻醉
技术		蕨叶或桥接技术		线状注射和团状注射
层次		真皮浅层		皮下组织层

建议阅读

1. LaTrenta GS. Atlas of Aesthetic Face & Neck Surgery: Saunders; 2004.
2. Lee SH, Lee M, Kim HJ. Anatomy-based image processing analysis of the running pattern of the perioral artery for minimally invasive surgery. The British journal of oral & maxillofacial surgery. 2014;52(8):688-692.
3. Yang HM, Lee JG, Hu KS, Gil YC, Choi YJ, Lee HK, et al. New anatomical insights on the course and branching patterns of the facial artery: clinical implications of injectable treatments to the nasolabial fold and nasojugal groove. Plastic and reconstructive surgery. 2014;133(5):1077-1082.

第九章

鼻

Ee-Seok Lim，M.D.，Ph.D.，皮肤科医生

1. 设计

通过视诊和触诊检查鼻骨有无凸起，用于决定是将整个鼻背抬高还是只做鼻根或鼻尖修饰。

2. 麻醉

使用丙胺卡因乳剂进行表面麻醉。如果使用钝针，可以在进针点做局部浸润麻醉。

3. 技术

3.1 钝针或锐针

使用23G 5cm钝针。钝针过细或过长，均较难掌控。

如果仅仅注射鼻根或者鼻尖部，作者使用0.3mL胰岛素注射器。当使用胰岛素注射器来注射鼻根部区域时，针尖可以在骨膜上层，注射少量填充剂，这样会安全精细。

3.2 填充量和特性

使用支撑性强的双相分子玻尿酸填充剂，选择合适的玻尿酸。

一般使用0.3~0.7mL做整个鼻部区域的增容，当仅仅注射鼻根部时，一般填充量为0.2~0.4mL。鼻尖部注射通常使用0.1~0.2mL。也可以根据求美者的具体情况酌情调整。

3.3 注射技术

3.3.1 鼻背

仰卧位，在鼻尖下小叶进针点局部浸润麻醉。23G 5cm钝针头部从鼻根到鼻尖部，在骨膜上层线状、退针注射。用辅助手检查填充剂的位置。当钝针头部经过键石区时，向骨膜层

下压钝针头部，这是为了避免损伤血管，以免导致皮肤坏死和致盲。当存在驼峰时，最好上下分区注射。

3.3.2 鼻根

作者使用0.3mL胰岛素注射器。垂直皮肤注射，当接触到骨后在骨膜层注射填充剂。鼻根皮肤薄，与SMAS连接不紧密，很少发生皮肤压力性坏死，回抽无回血后注射。

3.3.3 鼻尖

使用23G 5cm钝针在下外侧软骨和骨膜层注射。鼻尖部皮肤厚，与SMAS连接紧密，过量注射会导致皮肤压力性坏死，避免过量注射。

3.4 注意事项

确定鼻部血管分布情况，它由皮肤、浅层脂肪层、纤维肌肉层、深层脂肪层、骨膜层和软骨膜层组成。纤维肌肉层连接鼻部周围肌肉，位于浅层脂肪与深层脂肪之间。主要血管走行于纤维肌肉层，在深层脂肪层注射以免损伤血管。很多医生会认为，鼻尖是微整形比较难处理的地方，必须进行手术，但是，只要鼻尖皮肤不是太厚、太硬，通过多次的注射是可以把鼻尖拉出来的。但每次注射都必须非常小心，避免过量注射。

3.5 并发症及处理

填充剂进入鼻背动脉回流入眼内动脉，所导致的失明这一并发症近来频繁发生。可能的原因有：粗暴操作，血管变异，以及过度追求效果的过浅注射。作者通常在骨膜上层注射来保证安全，同时用两个手指捏住鼻背。注射前常予以回抽。鼻尖避免使用过大剂量填充剂。留意疼痛表现和任何皮肤颜色改变。

建议阅读

1. Kim H-J, Seo KK, Lee H-K, Kim J. Clinical Anatomy of the Face for Filler and Botulinum Toxin Injection: Springer; 2016.
2. Ozturk CN, Larson JD, Ozturk C, Zins JE. The SMAS and fat compartments of the nose: an anatomical study. Aesthetic plastic surgery. 2013;37(1):11-15.
3. Tansatit T, Moon HJ, Rungsawang C, Jitaree B, Uruwan S, Apinuntrum P, et al. Safe Planes for Injection Rhinoplasty: A Histological Analysis of Midline Longitudinal Sections of the Asian Nose. Aesthetic plastic surgery. 2016;40(2):236-244.

Yong-Woo Lee，M.D.，M.B.A.，整形外科医生

1. 设计

鼻矢状面观见图9-2-1。

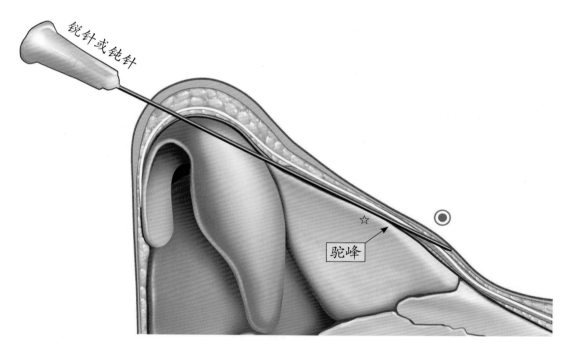

锐针或钝针

驼峰

图 9-2-1 鼻矢状面观

2. 麻醉

进针点用利多可因注射。

3. 技术

3.1 锐针或钝针

使用21~23G 3.1~3.8cm锐针或23G 4~5cm钝针。长度应适合鼻长度，针径不要过细。原因如下：倘若针径过细，针头较难控制，不能保持在要求的平面内。当注射器向上推进时，细针容易弯曲。类似的情况易发生在过长的针上。当我们使用小针径锐针时，容易刺入血管导致动脉回流。

3.2 填充量

对于鼻背来说，填充量为0.4~0.7mL；对于鼻尖来说，填充量为0.1~0.3mL。通常注射在骨膜上层。当需要补充注射时，在真皮下层少量注射（图9-2-2）。

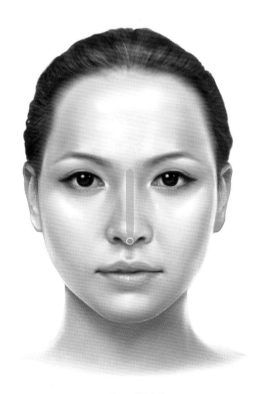

图 9-2-2 设计和进针点

3.3 注意事项

当存在驼峰时注射是较为困难的。第一种方法是做两个进针点：驼峰下区域是鼻尖下小叶进针点；驼峰上区域是鼻根区域进针点。第二种方法是仅做一个进针点，但不能使用一个长而细的钝针。当跨越驼峰时，针尖应保持在骨膜上层。另外一个值得注意的地方是，鼻填充注射后，填充剂容易扩散。塑形时扩散很容易，但扩散后塑形很难。

鼻子，尤其是在山根的地方注射，玻尿酸很容易发生扩散，一旦扩散后塑形很困难。处理的方法是使用其他不易扩散的材料，或是在施打时稍微打窄一点儿，大约1周后会变宽，到时候再次进行调整。

3.4 并发症及处理

鼻部注射易导致皮肤坏死和视力障碍等严重并发症。皮肤坏死常常是因为骨或软骨组织紧而硬造成压力高导致的。鼻尖由侧鼻动脉供血，当侧鼻动脉损伤时，皮肤坏死较易发生。最严重的并发症是视力障碍，这是因为鼻背动脉是颈内动脉分支，交通眼动脉，距离很短。用辅助手压住鼻根区域会相对安全一些。当注射时，特别是在鼻尖部注射时应小心观察皮肤颜色变化。

鼻填充（图 9-2-3、图 9-2-4，表 9-2-1）

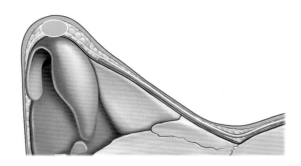

图 9-2-3 Ee-Seok Lim（皮肤科医生）的技术

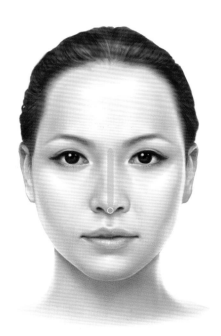

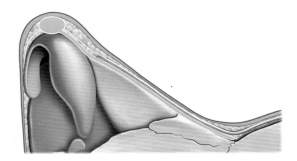

图 9-2-4 Yong-Woo Lee（整形外科医生）的技术

表9-2-1　操作详情

	Ee-Seok Lim （皮肤科医生）的技术	Yong-Woo Lee （整形外科医生）的技术
锐针/钝针	钝针23G，5cm	钝针23G，5cm
每侧用量	0.3~0.5mL	0.5~0.8mL
灵活性	No.4	No.3
麻醉	表面麻醉	局部麻醉
技术	线状、退针技术	小团状
层次	骨膜上层	骨膜上层，SMAS上

建议阅读

1. Ha RY, Nojima K, Adams WP, Jr., Brown SA. Analysis of facial skin thickness: defining the relative thickness index. Plastic and reconstructive surgery. 2005;115(6):1769-1773.
2. Kim P, Ahn JT. Structured nonsurgical Asian rhinoplasty. Aesthetic plastic surgery. 2012;36(3):698-703.
3. Kurkjian TJ, Ahmad J, Rohrich RJ. Soft-tissue fillers in rhinoplasty. Plastic and reconstructive surgery. 2014;133(2): 121e-126e.
4. Ozturk CN, Larson JD, Ozturk C, Zins JE. The SMAS and fat compartments of the nose: an anatomical study. Aesthetic plastic surgery. 2013;37(1):11-15.
5. Saban Y, Andretto Amodeo C, Bouaziz D, Polselli R. Nasal arterial vasculature: medical and surgical applications. Archives of facial plastic surgery. 2012;14(6):429-436.

第十章

唇

Jeong-Jun Park，M.D.，整形外科医生

1. 注射前思考

　　美丽的唇应该具有明显的界线、粉红唇色和光泽，上唇比下唇多2mm凸度，侧面看鼻唇角应为锐角。然而随着年龄增长，唇界线变得模糊，皱纹增加，轮廓线趋于平面。上下唇容量比值应该是1∶1.5。当注射时，患者半坐位，先注射下唇。建议一次注射0.5~1mL。

2. 解剖思考

　　层次包括皮肤、皮下脂肪层、口轮匝肌层、肌肉下层和黏膜层（图10-1-1）。

　　正面观，唇可以分为白唇和红唇。它们之间的界线称为白线。红唇部分又分为干性红唇和湿性红唇，交界的位置称为干湿黏膜结合部。当唇的界线不明显或随年龄的增长出现烟纹时，填充剂注射层次应该在真皮层。当在白线上注射软性填充剂时，唇的界线变得明显，烟纹可以得到改善。然而，人中升动脉走行于人中嵴中，因此应小心勿注射过深。皮下组织层无重要结构是相对安全的层次。口轮匝肌位于皮下脂肪层深面。口轮匝肌延伸与黏膜在干湿黏膜结合部相接。矢状面观察，可见年轻人有J形外翻唇形。随着年龄的增长，逐步变平呈I形。皮下脂肪层位于口轮匝肌和黏膜层之间。上唇动脉、下唇动脉、颏神经和唇腺位于此层。填充注射物时应该注意的是，走行在皮下脂肪层的唇动脉靠近湿性红唇，所以当穿过黏膜时要格外小心。

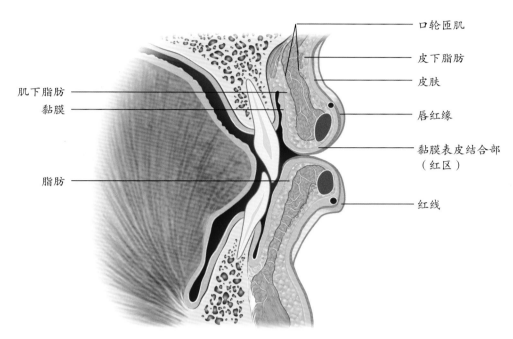

口轮匝肌

皮下脂肪

皮肤

肌下脂肪

黏膜

唇红缘

黏膜表皮结合部
（红区）

脂肪

红线

图10-1-1 唇的矢状面观

3. 技术

3.1 设计

与口结合部毗连。

3.2 麻醉

唇是一个很敏感的区域，可以进行表面麻醉或区域神经阻滞，可以选择眶下神经或颏神经行区域神经阻滞。

3.3 注射技术

唇是柔软和敏感的区域，应该用软性填充剂。硬性填充剂对容量补充很好，但会导致不规则外观和异物感。

为了加强唇界线，沿着白线在真皮层或真皮下层注射。当在真皮层注射时使用钝针更困难一些（图10-1-2）。

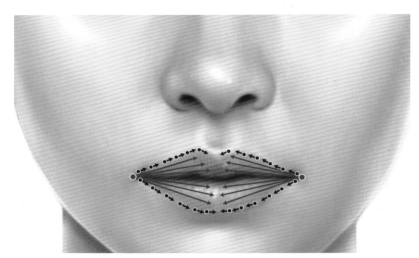

图10-1-2 唇部填充注射技术

改变唇部外形或增加容量，推荐使用钝针。进针点需要避开上、下唇动脉（图10-1-2）。因此，进针点选择在口角。据统计，85%面动脉分支在口角上方和侧方1.5cm范围内。因此，在口轮匝肌下注射是非常危险的。使用18G锐针破皮，插入钝针走行在干性黏膜皮下组织层下至中线，沿着线形缓慢退针、扇形技术注射。口角切勿饱满。当上唇口角盖过下唇，可以在下唇口角注射增容使口角向上。唇应在中线处看起来是对称的，所以两侧注射量常常是一样的。当因为衰老唇开始内翻时，建议于干湿黏膜结合部注射。

唇的注射采用钝针，如果选择23G钝针，患者的疼痛会较明显，所以也可以考虑用小分子的玻尿酸，然后利用27G的钝针，患者的疼痛会减轻，但是要小心勿损伤血管。

建议阅读

1. Braz A, Humphrey S, Weinkle S, Yee GJ, Remington BK, Lorenc ZP, et al. Lower Face: Clinical Anatomy and Regional Approaches with Injectable Fillers. Plastic and reconstructive surgery. 2015;136(5 Suppl):235s-257s.
2. Garcia de Mitchell CA, Pessa JE, Schaverien MV, Rohrich RJ. The philtrum: anatomical observations from a new perspective. Plastic and reconstructive surgery. 2008;122(6):1756-1760.
3. Lee SH, Gil YC, Choi YJ, Tansatit T, Kim HJ, Hu KS. Topographic anatomy of the superior labial artery for dermal filler injection. Plastic and reconstructive surgery. 2015;135(2):445-450.
4. Penna V, Stark GB, Eisenhardt SU, Bannasch H, Iblher N. The aging lip: a comparative histological analysis of age-related changes in the upper lip complex. Plastic and reconstructive surgery. 2009;124(2):624-628.
5. Rohrich RJ, Pessa JE. The anatomy and clinical implications of perioral submuscular fat. Plastic and reconstructive surgery. 2009;124(1):266-271.

Hyun-Jo Kim，M.D，M.S.，皮肤科医生

1. 设计

一些文献报道上下唇的理想比例为3∶5或9∶16，当然不仅要考虑唇部比例，还要考虑面部的整体外形和面部对称性。

2. 麻醉

唇是非常敏感的部位，因此推荐神经阻滞，如选择眶下神经或颏神经组织。

3. 技术

3.1 锐针或钝针

作者喜欢使用27G或30G锐针。为了做出明显的唇线，可以在黏膜下层沿着红唇界线注射填充（图10-2-1）。

为了增加唇容量，在黏膜中央和红唇边缘处注入填充剂；保持对称性，注意填充量（图10-2-2）。

3.2 填充量

做明显的唇线，0.5~1mL。增加唇容量，1~2mL。

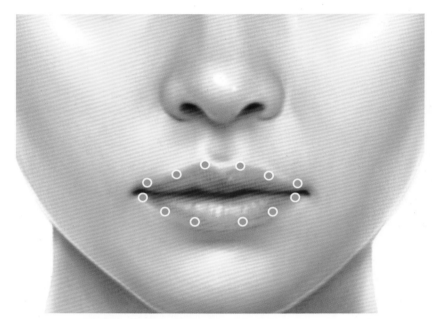

图10-2-1 塑造唇线的填充技术

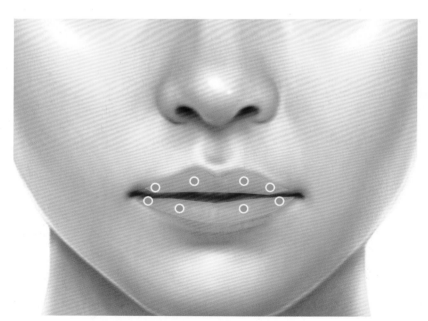

图10-2-2 唇容量增加的填充技术

3.3 后续观察和照相

唇纹改善与饱满度增加案例（图10-2-3）。

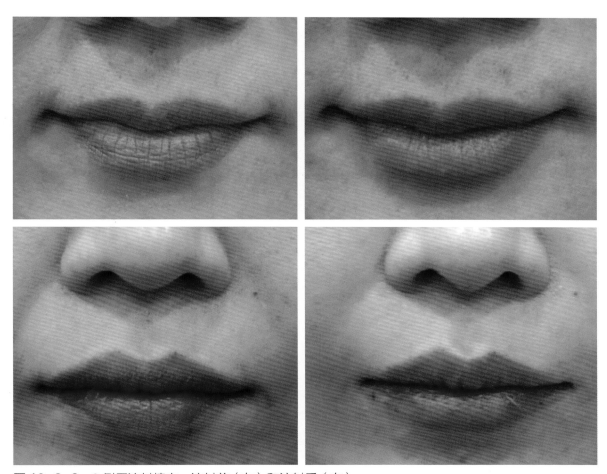

图 10-2-3 2例唇注射填充：注射前（左）和注射后（右）

3.4 注意事项

上、下唇动脉通常位于口轮匝肌后，注射填充剂切勿过深，可以在口轮匝肌层或黏膜下层注射（图10-2-4）。

填充在黏膜下层时要小心注射层次不要太浅。太浅的话，很容易会看起来像一个水疱囊肿。一旦产生，很难用推挤的方式改善，常常需要溶解掉再重新施打。

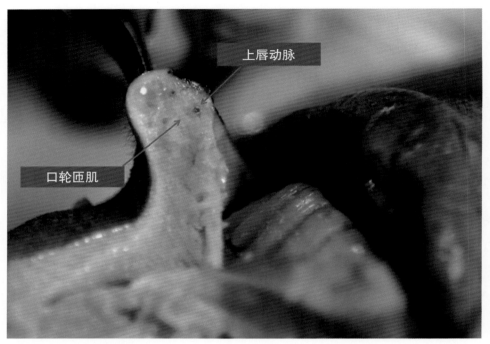

上唇动脉

口轮匝肌

图 10-2-4　上唇动脉

唇注射填充（图 10-2-5、图 10-2-6，表 10-2-1）

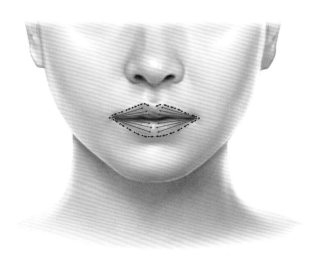
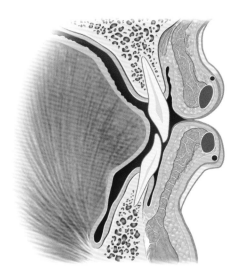

图10-2-5 Jeong-Jun Park（整形外科医生）的技术

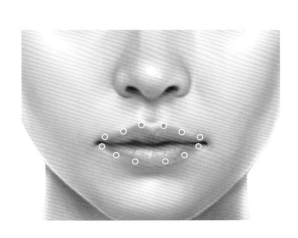
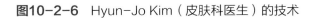
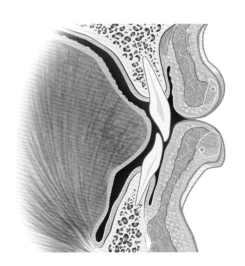

图10-2-6 Hyun-Jo Kim（皮肤科医生）的技术

表10-2-1 操作详情

	Jeong-Jun Park （整形外科医生）的技术	Hyun-Jo Kim （皮肤科医生）的技术
锐针/钝针	真皮层：锐针30G 黏膜下层：钝针23G	锐针30G，13mm
每侧用量	真皮层：0.1~0.2mL 黏膜下层：0.5~1mL	0.5~1mL
灵活性	真皮层：No.1 黏膜下层：No.1	No.1
麻醉	皮肤表面麻醉和区域神经阻滞	区域神经阻滞
技术	真皮层：线状技术 黏膜下层：线状、扇形技术	线状和团（点）注射
层次	真皮/真皮下 皮下组织层	黏膜下层

★皮下组织层＝黏膜下层

建议阅读

1. Kim H-J, Seo KK, Lee H-K, Kim J. Clinical Anatomy of the Face for Filler and Botulinum Toxin Injection: Springer; 2016.
2. Lee SH, Lee HJ, Kim YS, Kim HJ, Hu KS. What is the difference between the inferior labial artery and the horizontal labiomental artery? Surgical and radiologic anatomy : SRA. 2015;37(8):947-953.
3. Lee SH, Lee M, Kim HJ. Anatomy-based image processing analysis of the running pattern of the perioral artery for minimally invasive surgery. The British journal of oral & maxillofacial surgery. 2014;52(8):688-692.

第十一章

颏

Jeong-Jun Park，M.D.，整形外科医生

1. 注射前思考

　　西方人下颏发育得很好，东方人的下颏短小的情况较多。许多人双下颌突出，相对来说显得下颏小。在这些人中闭嘴时出现颏肌紧张，呈现出鹅卵石外观。因此，肉毒毒素注射联合容量填充效果更佳。下颏自身的形态及与邻近结构的比例都很重要。前面观，理想的比例是三庭，即上庭1/3、中庭1/3、下庭1/3。然而近段时间，韩国人喜欢稍短小的下颏，比例为1∶1∶0.8。侧面观，鼻和唇的联系很重要。简单的方法是参照Ricketts线（图11-1-1）。Ricketts线是从鼻尖到软组织颏前点的连线。理想位置是唇与此线相接或位于此线后1~2mm。当此线跨过唇后时，很可能存在小颏，双下颌突出或厚唇。当我们增大下颏时，需要评估翘度和长度。通常垂直的长度和向前的翘度应该同时呈现。但当下颏正常或过长时，不应该再做垂直的长度注射。

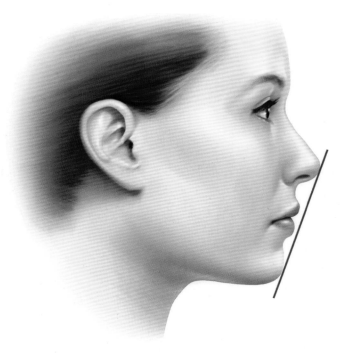

图 11-1-1　Ricketts 线

2. 解剖考虑

打造优美和谐的下颌线，先要确定解剖层次（图11-1-2）：皮肤、浅层脂肪室、颏肌、深层脂肪室、骨膜和骨。

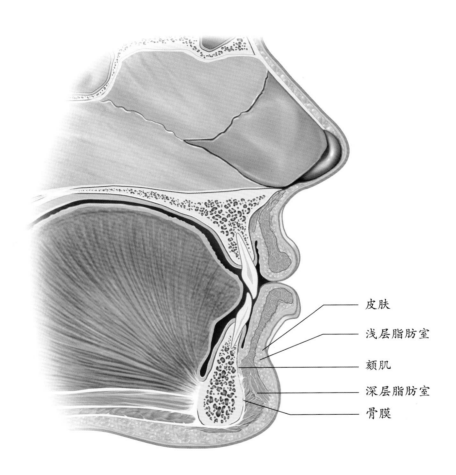

图 11-1-2 下颏的前后部分

浅层脂肪室被称为颏部脂肪室。侧方与唇-下颌脂肪室相连。颏部脂肪室下方是由颏下韧带形成的分界线，侧方是唇-下颌沟，上方是颏唇沟。颏肌是起于下颌骨下方切牙窝、止于颏部皮下的圆锥形肌肉。颏肌的下方部分呈交叉状，与皮肤相连。在下颌骨与肌肉间有一个空间，称为颏下脂肪。

它位于颏肌下，据文献报道，它被分成左、右两部分，且彼此互不相连。这是一个相对无血管区，若需增大则要应用大量硬性填充剂。颏部区域的血管有来自颏孔的颏动脉和来自面动脉的下唇动脉。这些血管位于注射区域的浅层。个别情况下，也存在来自颏下动脉的下唇动脉分支，位于颏下三角区。

3. 技术

3.1 设计

先牵拉颏唇沟和颏下软组织，再牵拉中线和两侧唇-下颌沟。在下颏翘度，中央点是位于颏唇沟和颏下软组织。在下颏长度和翘度，中央点是位于颏下软组织。实现平滑的下颌线，在中心点和唇-下颌沟间中部选择进针点（图11-1-3）。

3.2 麻醉

采用皮肤表面麻醉和进针点局部浸润麻醉即可。对于疼痛敏感的患者，也可以选择颏神经区域阻滞。

3.3 注射技术

3.3.1 锐针或钝针

当增大下颏中央时，锐针从中央进针点进针直至骨膜。回抽后在深层脂肪层注射。当增大翘度时，锐针斜面应朝向头部；当增大长度时，锐针斜面应朝向尾部。当注射不是位于中线而是在两侧时，单侧深层脂肪室增大可能会导致不对称。当在中线处看到颏部皱痕或者透过皮肤看到血管时，应在侧边注射，调整容量。当颏唇沟明显时，在浅表脂肪层注射过度矫正时会导致其更显著，因此建议在深层脂肪层注射。然而，深层脂肪层注射可使下颏过度突出或形成不流畅的下颌线，可能导致更加明显的颏唇沟。

因此浅层脂肪层也应该增大。进针点可以在中线侧方，在浅层脂肪层插入钝针，穿过颏唇沟，缓慢退针注射。填充剂可能会沿着颈阔肌向颈部区域移位，用辅助手保护填充区域，最后轻柔塑形能得到一个令人满意的结果。

颏唇沟，也就是患者说的木偶纹，只靠深层的注射效果常常不明显，或是摸起来有团块。最好能够搭配浅层注射，不但可以解决团块的形成，也可以让效果更好。

3.3.2 填充量

深层脂肪层1~3mL。

浅层脂肪层0.5~1mL。

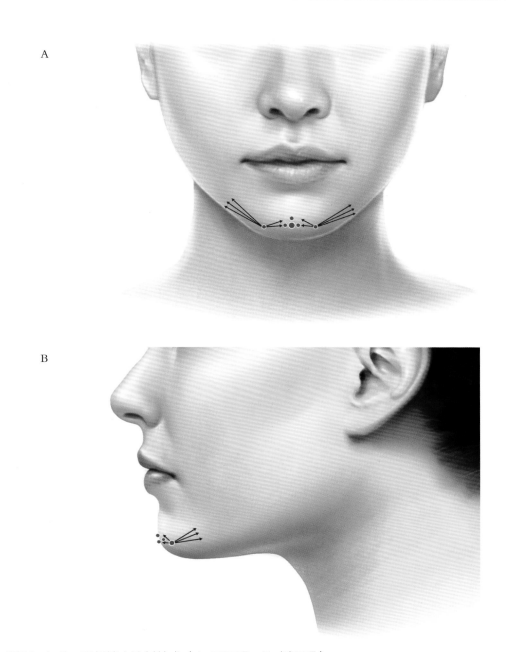

图11-1-3 下颏填充注射技术（A. 正面观；B. 侧面观）

3.3.3 后续观察和照相

见图11-1-4。

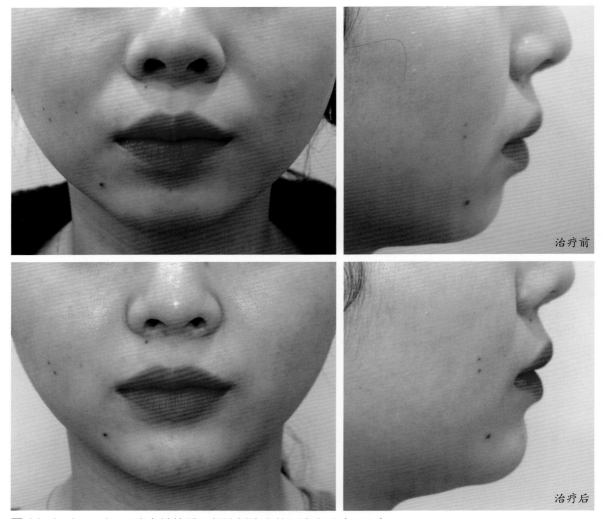

治疗前

治疗后

图 11-1-4 一个 24 岁女性接受下颏注射治疗前和治疗后（2mL）

推荐读物

1. Braz A, Humphrey S, Weinkle S, Yee GJ, Remington BK, Lorenc ZP, et al. Lower Face: Clinical Anatomy and Regional Approaches with Injectable Fillers. Plastic and reconstructive surgery. 2015;136(5 Suppl):235s-257s.

2. Buckingham ED, Glasgold R, Kontis T, Smith SP, Jr., Dolev Y, Fitzgerald R, et al. Volume rejuvenation of the lower third, perioral, and jawline. Facial plastic surgery : FPS. 2015;31(1):70-79.

3. Gierloff M, Stohring C, Buder T, Wiltfang J. The subcutaneous fat compartments in relation to aesthetically important facial folds and rhytides. Journal of plastic, reconstructive & aesthetic surgery : JPRAS. 2012;65(10):1292-1297.

4. Pilsl U, Anderhuber F. The chin and adjacent fat compartments. Dermatologic surgery : official publication for American Society for Dermatologic Surgery [et al]. 2010;36(2):214-218.

5. Rohrich RJ, Pessa JE. The anatomy and clinical implications of perioral submuscular fat. Plastic and reconstructive surgery. 2009;124(1):266-271.

● Dae-Hyun Kim，M.D.，皮肤科医生

1. 设计

颏部填充相较于其他区域填充是相对容易的，但要考虑面部整体的协调。为了得到更好的效果，要考虑任何不对称的存在，预估结果。对于短小、方平的下颏和相对突唇，应针对下颏翘度和长度注射填充。对于下颏特别长的女巫下颏或不对称下颏，注射前要小心并且要告知患者。步骤如下：牵拉中线，标记颏下点；夹捏软组织模拟结果；画出进针点，进针点在颏前点和颏下点之间，靠近颏下点。当颏唇沟和颏部皱痕矫正了，患者满意度会增加。画出颏唇沟，在颏唇沟的旁侧标记进针点。不对称的下颏是非常常见的，很多患者并不知道自己有这个问题，所以在设计的时候一定要提前告知患者，才不会打完下颏后造成不必要的医疗误会。

2. 麻醉

颏部区域是一个相对痛感轻的区域。因此，使用含有利多卡因的填充剂，可以不用麻醉。通常来说，采用皮肤表面麻醉就足够了。

3. 技术

3.1 锐针或钝针

在颏唇沟旁侧使用锐针开口，使用钝针在存在不对称的部位皮下组织层填充柔性填充剂，每侧约0.5mL。在皮下组织层填充矫正是合适的。建议每侧填充量不要超过1mL，否则易导致轮廓不规则。

在改善下颏翘度和长度方面，于深层注射填充是很重要的。通常使用锐针将填充剂注射在颏肌下或骨膜上层。辅助手捏住注射区域，注射填充。当锐针针尖碰到骨头时，调整位置，针放置在下颌骨与颏肌之间。注射后塑形可以得到需要的外形，但在注射时注射出想要的形态更佳。我们可以用辅助手捏住注射区域。当在深层注射时，填充剂不易移位，但需要的填充量较大。避免不对称和不规则的边界形成是很重要的。深层注射时通常需要1~2mL填充剂。然而，当注射大量填充剂时，不适感和痛感更加明显。当出现不规则边界时，要调整塑形（图11-2-1）。

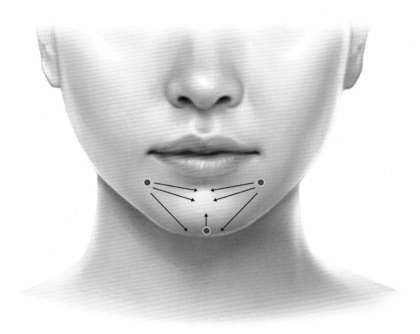

图 11-2-1 技术

3.2 填充量

在骨膜上或深层脂肪层注射1~2mL填充剂增大颏部，在唇颏沟和颏部的浅层脂肪层每侧注射0.5~1mL。

3.3 后续观察和照相

见图11-2-2、图11-2-3。

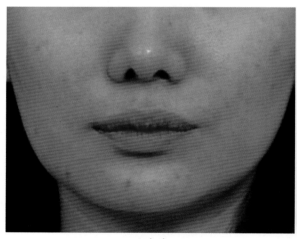

治疗前

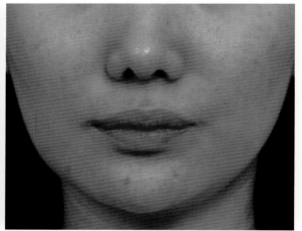

治疗后

图11-2-2 治疗前和治疗后（1）

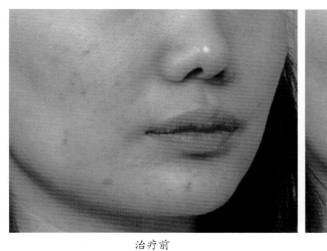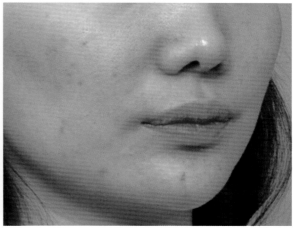

治疗前　　　　　　　　　　治疗后

图11-2-2 （续）

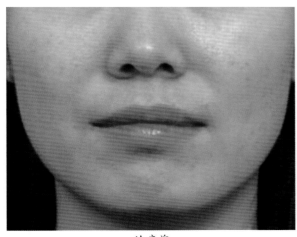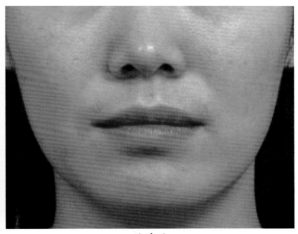

治疗前　　　　　　　　　　治疗后

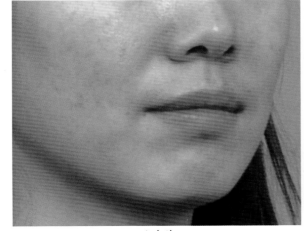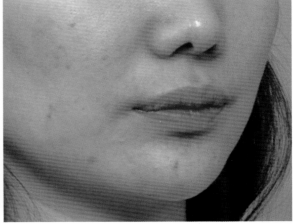

治疗前　　　　　　　　　　治疗后

图11-2-3 治疗前和治疗后（2）

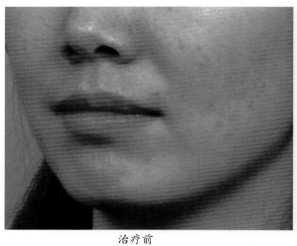 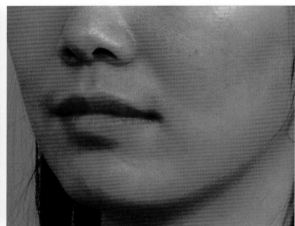

治疗前　　　　　　　　　　　　　　治疗后

图11-2-3 （续）

下颏注射填充（图 11-2-4、图 11-2-5，表 11-2-1）

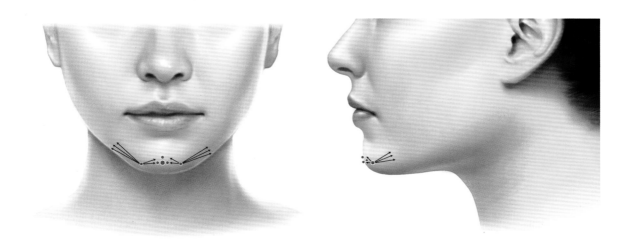

图 11-2-4 Jeong-Jun Park（整形外科医生）的技术

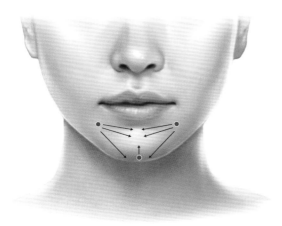

图 11-2-5 Dae-Hyun Kim（皮肤科医生）的技术

表 11-2-1 操作详情

	Jeong-Jun Park （整形外科医生）的技术	Dae-Hyun Kim （皮肤科医生）的技术
锐针/钝针	深层：锐针 皮下：钝针23G	深层：锐针27G 皮下：钝针25G
每侧剂量	深层：1~3mL 浅层：0.5~1mL	深层：1~2mL 浅层：0.5~1mL
灵活性	深层：No.3 浅层：No.2	深层：No.3 浅层：No.1或No.2
麻醉	表面麻醉和局部利多卡因注射	表面麻醉
技术	深层：团状 皮下：线状平铺技术	深层：团状 皮下：线状平铺技术
层次	深层：骨膜上层 浅层：皮下组织层	深层：骨膜上层 浅层：皮下组织层

推荐读物

1. Vanaman Wilson MJ, Jones IT, Butterwick K, Fabi SG. Role of Nonsurgical Chin Augmentation in Full Face Rejuvenation: A Review and Our Experience. Dermatologic surgery : official publication for American Society for Dermatologic Surgery [et al]. 2018;44(7):985-993.
2. de Maio M, Wu WTL, Goodman GJ, Monheit G. Facial Assessment and Injection Guide for Botulinum Toxin and Injectable Hyaluronic Acid Fillers: Focus on the Lower Face. Plastic and reconstructive surgery. 2017;140(3):393e-404e.
3. Kim H-J, Seo KK, Lee H-K, Kim J. Clinical Anatomy of the Face for Filler and Botulinum Toxin Injection: Springer; 2016.

第十二章

上睑凹陷

上睑凹陷1

Yong-Woo Lee，M.D.，M.B.A.，整形外科医生

1. 设计

推荐注射部位见图12-1-1。

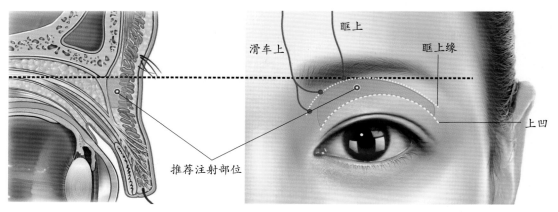

滑车上

眶上

眶上缘

上凹

推荐注射部位

图 12-1-1 矢状面观与设计

2. 麻醉

在进针点做局部浸润麻醉。可行区域神经阻滞。层次疏松，可以轻易分开，不推荐注射过多麻药。

3. 技术

3.1 锐针或钝针

侧边可用23G锐针，可使所有区域饱满。

3.2 填充量

每侧注射量少于0.5mL。如果需要追加剂量，建议2周后施行。

3.3 注意事项

避免过度矫正，推荐欠量注射和追加注射。避免刺破隔膜很重要，因为注射结束后眼部会出现肿胀，所以尽量深部注射。

3.4 并发症及处理

眶周瘀青是最普遍的并发症。因为此区域血管丰富和可出现失明等严重并发症，要求轻柔缓慢地注射。尽管瘀青靠近眼部，但不会发生皮肤坏死。这是一个血管非常丰富的区域，但血管直径较小且易撕裂。当注射在眶隔后时易发生问题：眶隔后注射，发生出血，邻近组织受压和提上睑肌纤维化。因此，填充剂应该注射在眶隔前。

推荐读物

1. Liew S, Nguyen DQ. Nonsurgical volumetric upper periorbital rejuvenation: a plastic surgeon's perspective. Aesthetic plastic surgery. 2011;35(3):319-325.
2. Lin TM, Lin TY, Chou CK, Lai CS, Lin SD. Application of microautologous fat transplantation in the correction of sunken upper eyelid. Plastic and reconstructive surgery Global open. 2014;2(11):e259.
3. Park S, Kim B, Shin Y. Correction of superior sulcus deformity with orbital fat anatomic repositioning and fat graft applied to retro-orbicularis oculi fat for Asian eyelids. Aesthetic plastic surgery. 2011;35(2):162-170.

Gi-Woong Hong，M.D.，Ph.D.，整形外科医生

1. 注射前思考

患者因先天性或后天形成的上睑凹陷，看起来衰老、疲倦。原因可能是遗传性的因素和衰老导致眶周脂肪容量减少，或是早前眼睑手术脂肪的过度去除。东方人提上睑肌较薄弱，并未止于真皮。单睑居多，伴有脂肪下垂、眶缘区域臃肿。相反，眶隔脂肪容量减少、提上睑肌力量减弱、皮肤下垂形成。这些现象都会导致典型上睑凹陷。上睑凹陷导致倦容出现、上睑下垂和不确定重睑。增加眶缘下和睑板上的凹陷区域的饱满度，能够改善困倦的眼部外观和使重睑更明显。

2. 技术

坐位睁眼，软性填充剂退针、线状小容量填充上睑凹陷很重要。注射于眼轮匝肌和眶隔内会增加出血的风险。在出血时的止血和破坏隔膜的血肿时这个空间会被影响。推荐的层次是沿着眶缘的眶隔外侧的前部空间。滑车上和眶上血管位于眶缘中部眶内侧，它们与视网膜中央动脉交汇，注射时须格外小心，建议使用钝针（图12-2-1）。

进针点选择在双侧外眦垂线上。运用钝针刺入眶缘区域直至骨膜眶缘，并保持在骨膜上层。眼轮匝肌深部有更少的脂肪组织，软性填充剂于眶隔外注射（图12-2-2）。闭眼时检查是否存在不规则外形是很重要的。过度矫正时，填充剂会移位到眼睑，因此建议欠量矫正（图12-2-3）。注射后，如果存在凹陷或明显的边界，在真皮下层用软性填充剂填充。由于眼睑过薄，注意不要有团块（图12-2-4）。对于上睑下垂和眼球突出的患者，期待不能过高。如果局部存在瘢痕，甚至不能填充。

推荐30G钝针搭配32G或33G的锐针，在评估注射的位置时，可以让患者坐着，请他睁眼、闭眼看向前方。反复观察后再做记号、施打。

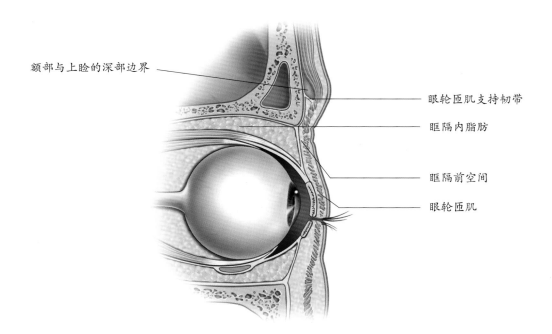

图 12-2-1 上睑眶隔前空间

图中标注:
- 额部与上睑的深部边界
- 眼轮匝肌支持韧带
- 眶隔内脂肪
- 眶隔前空间
- 眼轮匝肌

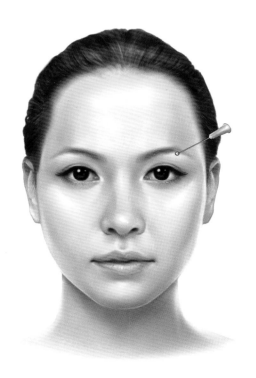

进针点注射:
在两侧外眦垂线与上眶缘下缘—眉下眶骨缘中部进针,避开在睑板上皱褶上方和眼轮匝肌支持韧带下方的眶上和滑车上主要血管分支。

注射技术:
坐位
睁眼
线状、退针微量注射
缓慢释放

图12-2-2 上睑凹陷:注射技术

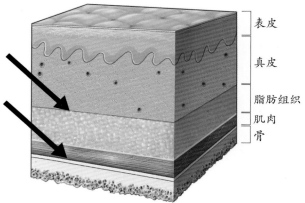

注射平面

- 使用30G钝针沿眶缘在眶隔上方，皮下和肌肉后层注射。每个区域0.3~0.5mL。
- 使用30G钝针肌肉后层注射，如注射眼轮匝肌后脂肪层（SOOF)来丰眉弓。每个区域0.3~0.5mL。
- 使用33G细锐针皮下注射使表面平整和修饰眼睑细纹。每个区域0.1~0.2mL。

图12-2-3 上睑凹陷：注射平面

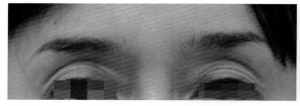 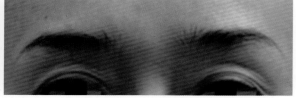

图12-2-4 上睑凹陷：治疗前和治疗后

推荐读物

1. Cohen JL, Brown MR. Anatomic considerations for soft tissue augmentation of the face. Journal of drugs in dermatology : JDD. 2009;8(1):13-16.
2. Lin TM, Lin TY, Chou CK, Lai CS, Lin SD. Application of microautologous fat transplantation in the correction of sunken upper eyelid. Plastic and reconstructive surgery Global open. 2014;2(11):e259.
3. Park SH, Sun HJ, Choi KS. Sudden unilateral visual loss after autologous fat injection into the nasolabial fold. Clinical ophthalmology (Auckland, NZ). 2008;2(3):679-683.
4. Salati SA. Complications of Dermal Filling. Online J Health Allied Scs. 2011;10(3):9.

Hyun-Jo Kim，M.D.，M.S.，皮肤科医生

1. 设计

进针点如图12-3-1所示。设计3~6个进针点。

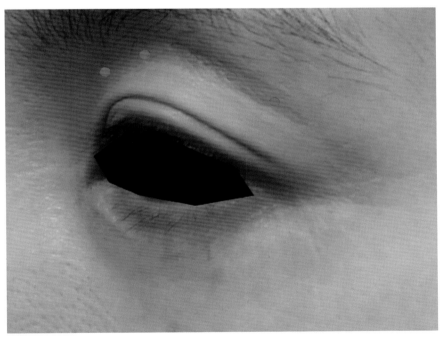

图 12-3-1 矫正上睑凹陷的注射点

2. 麻醉

应用丙胺卡因乳剂皮肤表面麻醉。

3. 技术

3.1 锐针或钝针

作者喜欢使用33G锐针填充小剂量。建议不要刺破眶隔，注射在ROOF层（图12-3-2）。

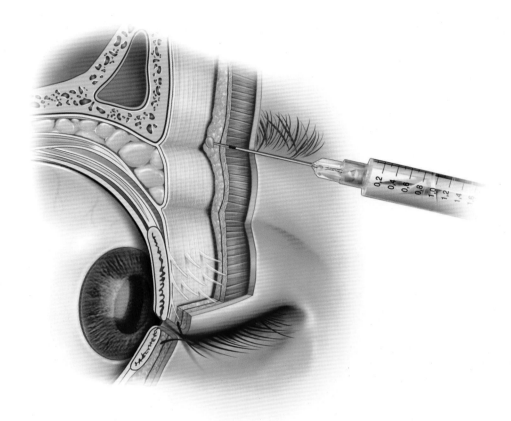

图12-3-2 矫正上睑凹陷的注射填充部位

通过触诊上眶缘，插入锐针。当锐针碰触到上眶缘后，稍退针，使用团状技术注射填充剂在ROOF层。先注射中间，再注射两边（图12-3-3、图12-3-4）。

3.2 填充量

每侧填充量为0.2~0.4mL。

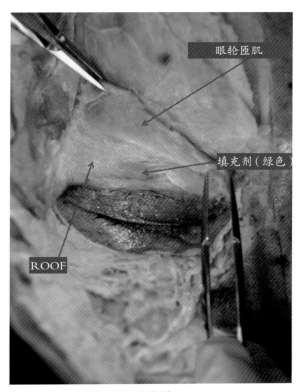

图12-3-3 眶隔和眶内脂肪

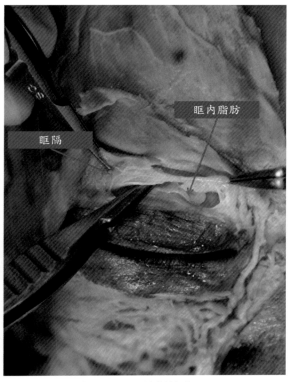

图12-3-4 在ROOF层注射填充

3.3 后续观察和照相

见图12-3-5。

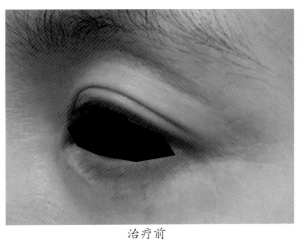

治疗前

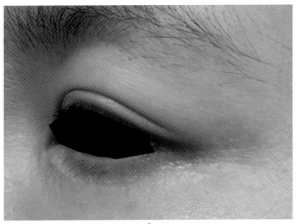

治疗后

图12-3-5 上睑凹陷：治疗前和治疗后

3.4 注意事项

小剂量填充是很有效果的，切勿过量，会导致疲倦外观。

明确眶上动脉、滑车上动脉、上或中眼睑动脉的走行路径，避免血管栓塞（图12-3-6）。

避免刺破眶隔是很重要的，否则会导致出血和眼球活动障碍。

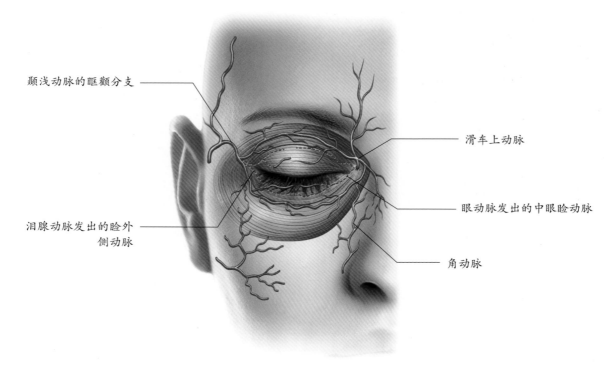

颞浅动脉的眶颞分支

滑车上动脉

眼动脉发出的中眼睑动脉

泪腺动脉发出的睑外侧动脉

角动脉

图12-3-6 矫正上睑凹陷时眶周血管

上睑凹陷矫正（图 12-3-7~ 图 12-3-9，表 12-3-1）

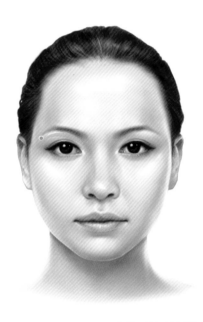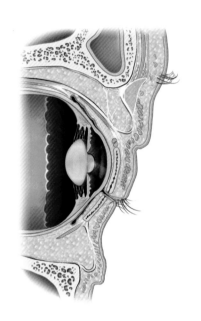

图 12-3-7 Yong-Woo Lee（整形外科医生）的技术

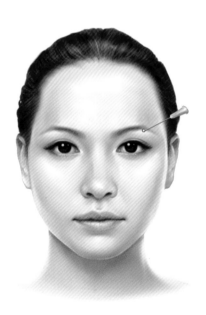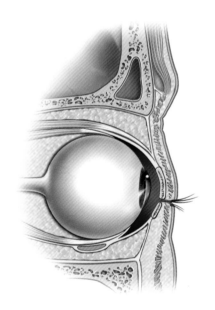

图 12-3-8 Gi-Woong Hong（整形外科医生）的技术

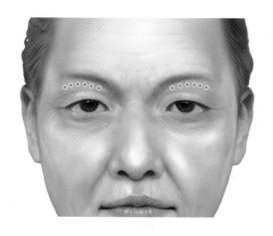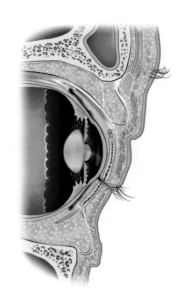

图 12-3-9 Hyun-Jo Kim（皮肤科医生）的技术

表 12-3-1 操作详情

	Yong-Woo Lee（整形外科医生）的技术	Gi-Woong Hong（整形外科医生）的技术	Hyun-Jo Kim（皮肤科医生）的技术
锐针/钝针	锐针23G，3.2cm	钝针30G	锐针33G
每侧用量	大约0.5mL	0.3~0.5mL	0.2~0.4mL
灵活性	No.2	No.1	No.1
麻醉	局部浸润麻醉	皮肤表面麻醉、局部浸润麻醉	皮肤表面麻醉
技术	团（点）注射	少量线状、退针注射技术	线状技术和团（点）注射
层次	眶缘下，勿注射过浅导致不规则外观	眼轮匝肌和眶隔间真皮下层使外观平滑	ROOF层

推荐读物

1. Hwang SH, Hwang K, Jin S, Kim DJ. Location and nature of retro-orbicularis oculus fat and suborbicularis oculi fat. The Journal of craniofacial surgery. 2007;18(2):387-390.
2. Kim H-J, Seo KK, Lee H-K, Kim J. Clinical Anatomy of the Face for Filler and Botulinum Toxin Injection: Springer; 2016.
3. Looi AL, Yong KL. "Walk the Rim, Feel the Bone" Technique in Superior Sulcus Filling. Plastic and reconstructive surgery Global open. 2015;3(12):e592.

第十三章

眶下沟和凹陷

Choon-Shik Youn，M.D.，皮肤科医生

1. 泪槽 – 睑颊沟的病理生理学

见图13-1-1。

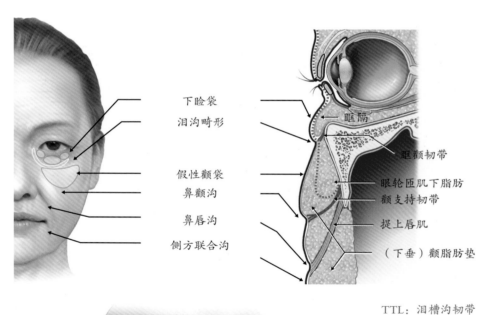

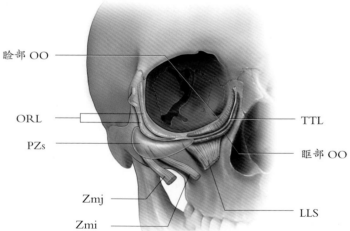

TTL：泪槽沟韧带
ORL：眼轮匝肌支持韧带
OO：眼轮匝肌
PZs：颧前间隙
Zmj：颧大肌
Zmi：颧小肌
LLS：提上唇肌

图13-1-1 中面部解剖：支持韧带

（1）泪槽-睑颊沟是由于泪槽沟韧带和眶颧韧带牵拉造成的。

（2）缺乏结构支撑。泪槽-睑颊沟上方眼袋下垂时，泪槽-睑颊沟更加明显。泪槽-睑颊沟下存在浅层脂肪和深层脂肪的容量丢失和下移。由于上颌骨骨吸收的原因，会导致泪槽-睑颊沟更加明显（图13-1-2）。

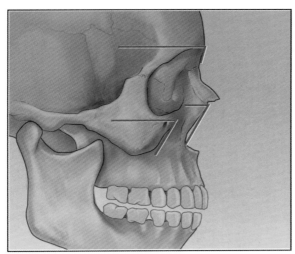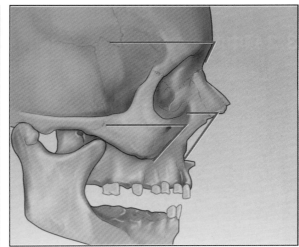

图13-1-2 容量丢失：骨

（3）泪槽-睑颊沟上下的差异性：泪槽-睑颊沟上方皮肤薄，缺少脂肪组织；而泪槽-睑颊沟下方皮肤厚，有着更丰富的脂肪组织。

2. 颊中沟的病理生理学

（1）发生在颧皮韧带。

（2）提上唇肌的持续运动使沟加深。

（3）位于颧皮韧带上部的SOOF容量缺失和位于颧皮韧带下部的深部颊内层脂肪（DMCF）侧方容量缺失都会导致颊中沟加深。

（4）骨吸收：上颌骨骨吸收导致颊中沟加深。

（5）颊部内侧软组织支持韧带松弛导致颊丘下垂，使颊中沟加深。

3. 表面解剖学（图 13-1-3）

3.1 泪槽 – 睑颊沟

由于不同文献的描述不同，泪槽沟是较难定义的。一般来说，Nicholas等描述泪槽沟是从内侧眼角到瞳孔中线，睑颊沟是从瞳孔中线到外侧眼角，作者认为这一概念是合适的。

3.2 颊中沟

它也被称为"印第安纹"，与颧皮韧带的位置相同。

在泪槽–睑颊沟下是泪槽沟韧带和眶颧韧带，这些韧带是连续的真性支持韧带。颧皮韧带是不连续组织，在颊内侧区是假性支持韧带。因此颊中沟不出现。

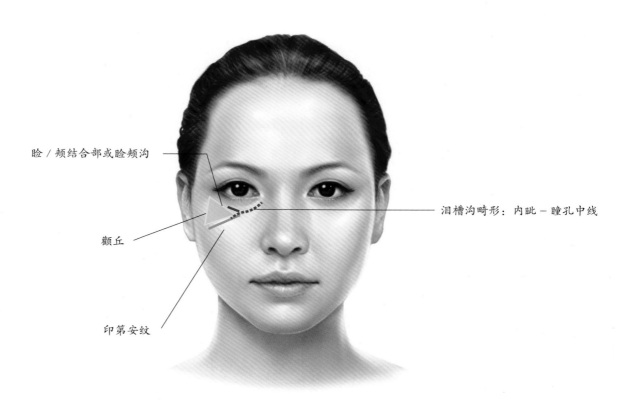

图13-1-3 表面解剖学：泪槽沟、睑颊沟、颊中沟

4. 设计

4.1 泪槽沟和睑颊沟

左面部：在5个区域检查凹陷程度。

右面部：实际注射4个区域（图13-1-4）。

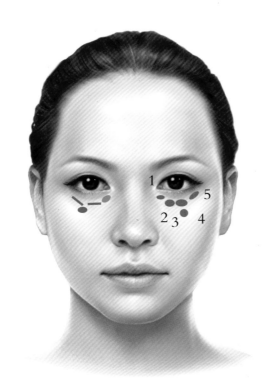

图13-1-4 注射区域（1~5）和技术

4.2 颊中沟

画一条起自泪槽沟的虚线，再沿着印第安纹画一条斜线，最后画一条垂直于瞳孔中央的线，交点就是注射的中心点（图13-1-5）。

5. 麻醉

5.1 泪槽-睑颊沟

此区域相对不痛。作者大部分治疗实施皮肤表面麻醉。当同时进行其他操作（汗腺瘤治疗、睑板前填充、颊内侧填充）时，可以考虑眶下神经阻滞。

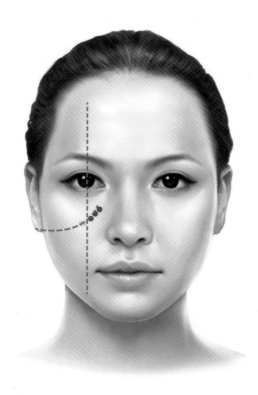

图13-1-5　颊中沟注射区域

5.2 颊中沟

当在肌肉下层注射时，区域神经阻滞是比较好的麻醉方法。当在真皮下浅层注射时，可以应用皮肤表面麻醉。

6. 技术

6.1 泪槽沟和睑颊沟

使用线状注射技术。

6.1.1 注射深度（图 13-1-6）

注射在肌肉下层或骨膜上层。

矫正睑颊沟时，在SOOF层注射填充剂。然而，在泪槽沟部位，眼轮匝肌下SOOF缺失，那么在泪槽沟部位不是注射在SOOF层，精确地说，应该是注射在眼轮匝肌内或骨与眼轮匝肌之间，也可以是皮肤与眼轮匝肌之间。

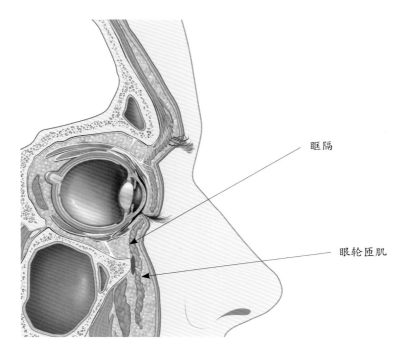

眶隔

眼轮匝肌

图 13-1-6　注射深度

浅层（真皮下层）注射技术（图 13-1-7）

当矫正泪槽沟畸形或睑颊沟时，深层（肌肉下）注射可以预防团块、肿胀和变色。然而一些皱纹通过深层注射不能得到改善。针对这一情况，可以在真皮下层额外注射低弹性软性填充剂。

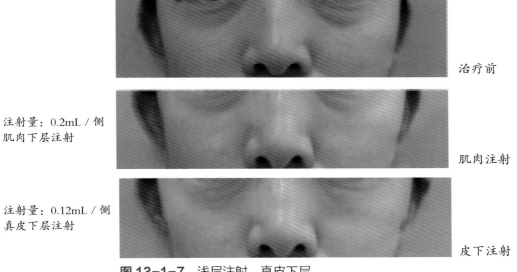

注射量：0.2mL／侧
肌肉下层注射

注射量：0.12mL／侧
真皮下层注射

治疗前

肌肉注射

皮下注射

图 13-1-7　浅层注射：真皮下层

6.1.2 锐针或钝针

精准注射，建议使用锐针。但容易产生瘀青。使用钝针注射可以避免瘀青，但不精准（表13-1-1）。可以利用钝针先填充70%～80%，再用锐针修饰，就可以既降低瘀青发生率，又可以很精准地注射。

表 13-1-1　锐针与钝针对比

锐针	钝针
易瘀青	不易瘀青
易肿胀	不易肿胀
更加精准	欠精准

6.1.3 填充量

填充量为0.4~0.8mL /侧。

6.1.4 塑形

当进行泪槽沟和睑颊沟注射时，填充剂易聚集，因此患者应于1周内复诊，并按摩注射区域，塑形后改善明显（图13-1-8、图13-1-9）。

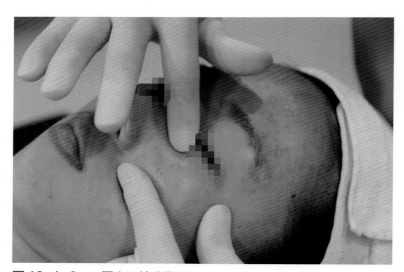

图 13-1-8　1周内可按摩塑形

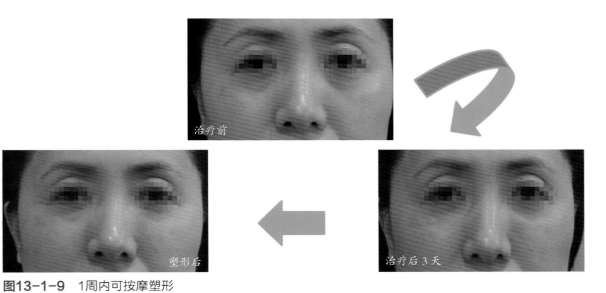

图13-1-9 1周内可按摩塑形

6.1.5 后续观察和照相

泪槽沟畸形和睑颊沟可以分为3种类型（图13-1-10）。

1. 泪槽-睑颊沟　　　　　2. 泪槽-睑颊沟+轻微脂肪膨出　　　　3. 泪槽-睑颊沟+颧骨退缩

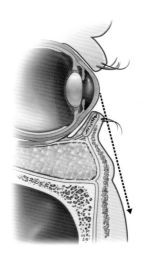　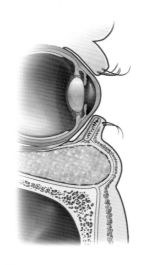　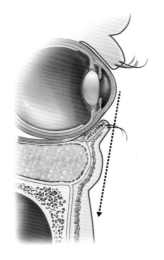

图 13-1-10 泪槽沟畸形和睑颊沟分类

1型：泪槽－睑颊沟（图 13-1-11）

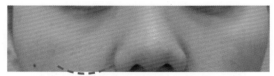

肌肉下层：线状注射 0.07mL×3

注射前

4 周后

注射前

24 周后

图 13-1-11 泪槽－睑颊沟

2型：泪槽－睑颊沟＋轻微脂肪膨出（图 13-1-12）

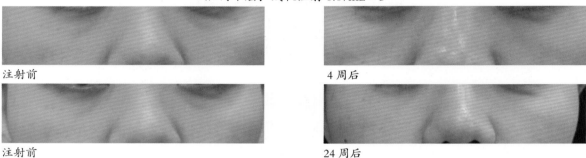

注射前

注射后 4 周

注射前

注射后 20 周

图 13-1-12 没有去除脂肪，仅仅通过矫正泪槽－睑颊沟就能明显改善

泪槽－睑颊沟＋轻微脂肪膨出 0.15mL×2

3型：泪槽－睑颊沟＋颧骨退缩

当同时存在颧骨退缩时，矫正泪槽-睑颊沟后，从瞳孔中线画出的垂线处能够看到合适的凸度（图13-1-13、图13-1-14）。

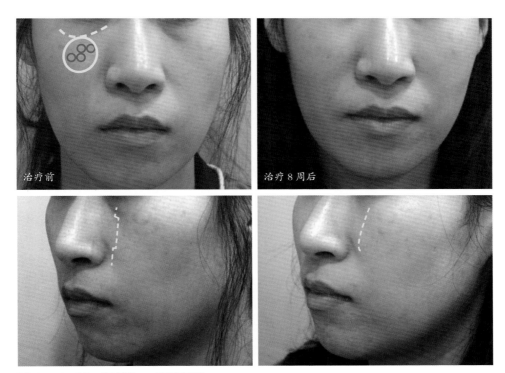

图 13-1-13 泪槽沟 + 颧骨退缩

伊婉 C，0.3mL／侧；伊婉 V，1mL／侧

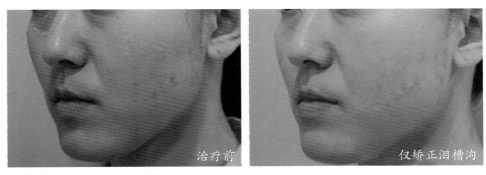

泪槽沟：公主 0.25mL／侧

颊内侧：公主 0.5mL／侧

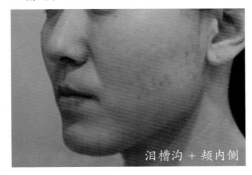

图 13-1-14 泪槽沟与泪槽沟 + 颊内侧饱满

同单纯泪槽沟填充相比，泪槽沟填充和颊内侧饱满后有更加平滑的凸度。

6.1.6 持久性

持久度由填充剂类型决定，通常为1~2年（图13-1-15）。

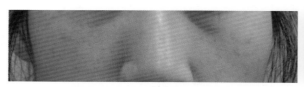 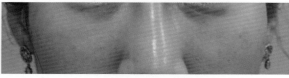

治疗前　　　　　　　　　　　　　　治疗后 20 个月

图13-1-15　持久性
填充剂注射后20个月，泪槽沟矫正情况

图13-1-16是1例在泪槽沟、颊内侧区和鼻唇沟一起注射填充的案例。注射后1年，可以看到填充剂仍旧在泪槽沟区域。一个影响填充剂持久性的因素是填充区域的运动，如果填充区域运动少，填充剂可以更加持久。

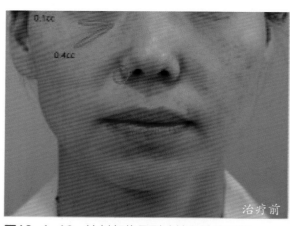 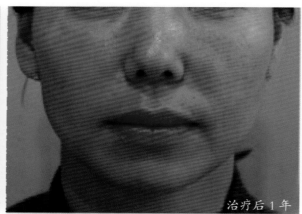

治疗前　　　　　　　　　　　　　　治疗后 1 年

图13-1-16　注射部位是影响持久性的因素
泪槽沟+颊内侧0.5mL /侧（锐针）
鼻唇沟0.45mL /侧（锐针）

6.1.7 注意事项

建议使用30G~31G锐针注射，以避免瘀青。

角动脉和角静脉位于泪槽沟（图13-1-17），小心避免损伤血管。

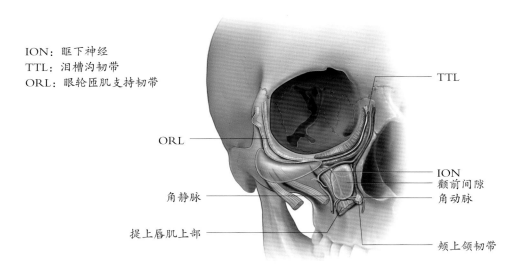

ION：眶下神经
TTL：泪槽沟韧带
ORL：眼轮匝肌支持韧带

TTL

ORL

ION
颧前间隙
角动脉

角静脉

提上唇肌上部

颊上颌韧带

图 13-1-17 角静脉和角动脉

若泪槽沟上注射易加剧眼袋膨出，建议坐位注射。

6.1.8 并发症及处理

丁达尔现象：注射物填充过浅时，会出现青蓝色。当皮肤过薄时，应该肌下注射填充剂。丁达尔现象是在泪槽沟注射时很容易遇到的问题，即使是很有经验的医生，也无法百分之百地避免，一般热敷、按摩可以改善，如果改善效果不明显或是患者十分在意，建议溶解后重新施打，或者选择非玻尿酸类的产品，少量注射。

结节：当一个部位注射过多时，可以看到像结节的聚集物。填充剂应该塑形散开，或少量注射稀释过的玻尿酸溶解酶。

6.2 颊中沟

6.2.1 注射深度（图 3-1-18~ 图 3-1-20）

真皮下注射或真皮下+骨膜上层注射。

当仅仅是浅沟时，采用皮下注射；当凹沟过深时，在皮下层和骨膜上层注射（三明治技术）。

当在颊中沟骨膜上层注射时，建议在SOOF和DMCF间（SOOF：颧皮韧带上；DMCF：颧皮韧带下）注射，随着年龄的增长韧带松弛，建议注射在DMCF。

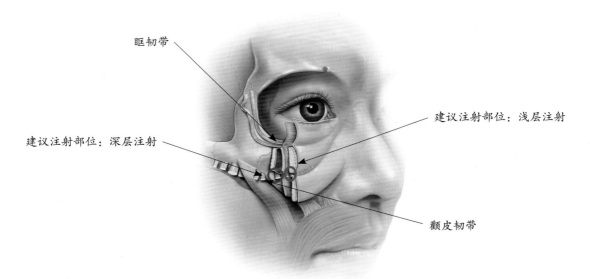

图13-1-18 注射深度

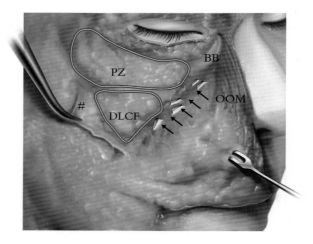

图13-1-19 4层：SOOF和DMCF（侧部）；PZ，颧前间隙；BB，骨面；OOM：眼轮匝肌；DLCF：深外侧脂肪室

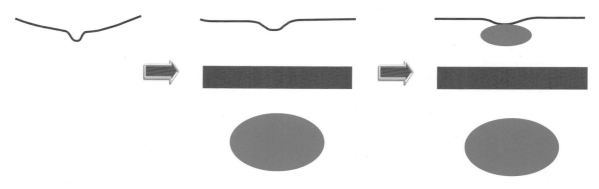

图13-1-20 三明治技术

　　图13-1-21显示去除眼轮匝肌后的深层脂肪室。根据软组织厚度不同，作者注射在不同深度。当软组织层较厚时，填充剂注射在深层脂肪上方；当软组织层较薄时，填充剂注射在深层脂肪下方（图13-1-22）。

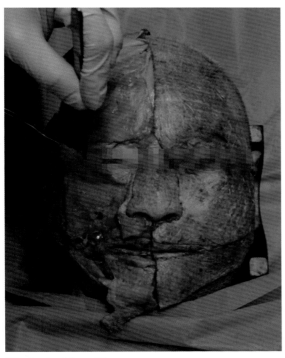

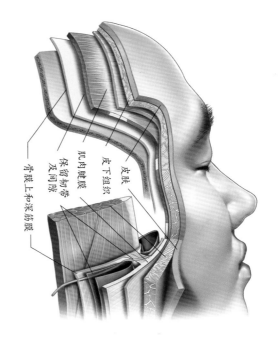

图13-1-21 4层

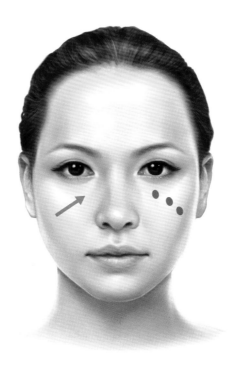

图13-1-22 技术
钝针：线状注射技术/肌肉下层（绿色）
锐针：垂直注射技术/皮下层（红色）

6.2.2 填充量

填充量取决于凹陷程度，通常0.5~1.5mL/侧。

6.2.3 后续观察和照相（图 13-1-23）

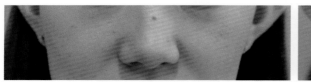
治疗前

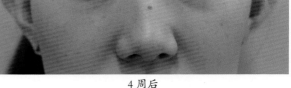
4 周后

图 13-1-23 颊中沟治疗前和治疗后 4 周

Perlane: 1mL / 侧

图13-1-24所示的病例颊中沟软组织较薄，所以少量填充就很明显增大。

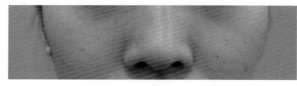
治疗前

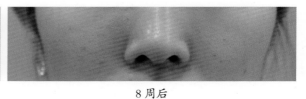
8 周后

图 13-1-24 颊中沟治疗前和治疗后 8 周

Belotero：0.5mL / 侧

同时矫正颊中沟和泪槽沟，可以实现中面部平滑凸度轮廓（图13-1-25）。

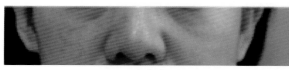
治疗前

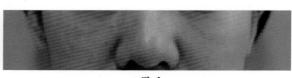
6 周后

图13-1-25 颊中沟和泪槽沟

颊中沟——Cutegel Max:右侧, 1.3mL; 左侧, 1.2mL
泪槽沟——Cutegel: 0.25mL /侧
Cutegel Aqua: 0.25mL /侧

尽管存在明显的眼袋，但通过矫正泪槽沟和颊中沟，也可以提供更好的凸度（图13-1-26）。

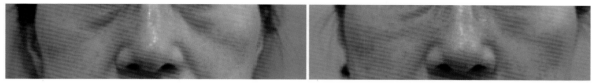

图 13-1-26 颊中沟 + 泪槽沟 + 眼袋

6.2.4 注意事项

当沟较深时，张力过大会使填充剂向两侧区域扩散，使凹陷更深。建议不要立即完全矫正。第一次先矫正60%~70%，当组织松弛张力减小后，再进行余量矫正。这是非常重要的，而且必须强调的是：不要想一次得到完全矫正。有些医生可能会试着先做皮下的剥离，但还是建议第一次先矫正60%~70%，不要急躁。

当颊中沟使用锐针注射填充时，在真皮下层或骨膜上层注射，因为面动脉分支和面静脉在附近走行。

Hyun–Jo Kim，M.D.，M.S.，皮肤科医生

1. 眶下凹陷：泪槽－睑颊沟

1.1 设计

泪槽–睑颊沟的病理生理形成因素有很多，但主要要因是眼轮匝肌支持韧带老化带来的皮肤改变（图13-2-1）。

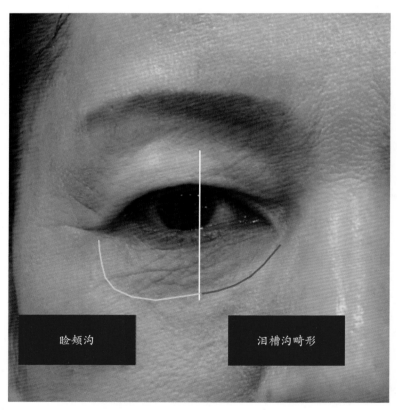

图13-2-1　泪槽–睑颊沟

在瞳孔中线处做垂线，眼轮匝肌支持韧带可以分为内侧的泪槽沟韧带（TTL）和外侧的眼轮匝肌支持韧带（图13-2-2）。

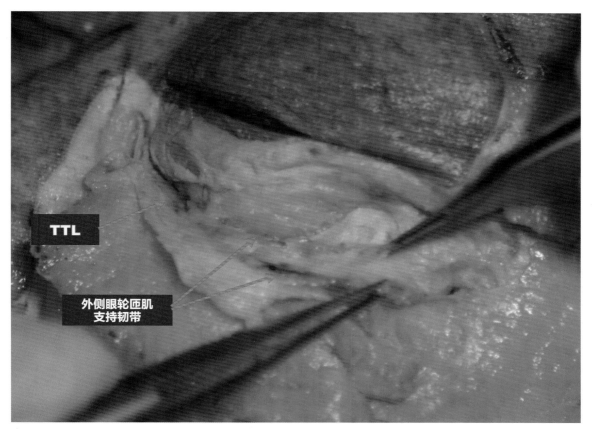

图 13-2-2 泪槽沟韧带（TTL）和外侧眼轮匝肌支持韧带

TTL是导致泪槽沟畸形的原因之一。随着年龄的增长，外侧眼轮匝肌支持韧带松弛，导致睑颊沟出现。因此，在TTL处和外侧眼轮匝肌支持韧带的凹陷部位设计。

1.2 麻醉

通常采用皮肤表面麻醉。

1.3 技术

1.3.1 锐针或钝针

由于TTL与皮肤连接紧密（图13-2-3），可以使用细钝针（图13-2-4）在皮下组织层释放TTL。为了不让泪槽沟和皮肤连接过紧，使用33G锐针在眼轮匝肌浅层注射填充剂是一个有效的办法（图13-2-5）。

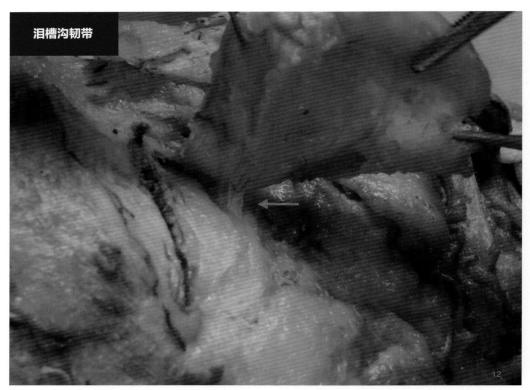

图 13-2-3 泪槽沟韧带

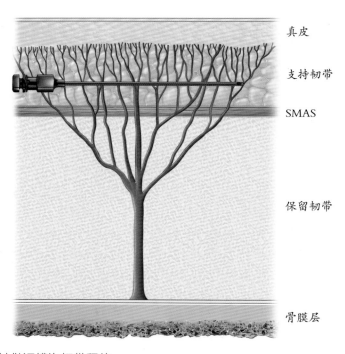

真皮

支持韧带

SMAS

保留韧带

骨膜层

图13-2-4 使用钝针做泪槽沟韧带释放

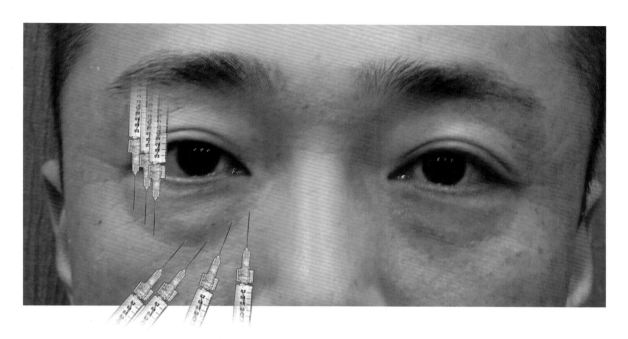

图13-2-5 使用锐针矫正泪槽沟畸形和睑颊沟

1.3.2 填充量

少量填充有效。泪槽沟畸形矫正，0.2~0.5mL/侧；睑颊沟填充，0.2~0.5mL/侧。

1.3.3 后续观察和照相

使用33G锐针矫正泪槽沟畸形和睑颊沟（图13-2-6）。

1.3.4 注意事项

TTL与皮肤连接紧密，建议先释放韧带；否则，填充剂易填充到韧带的上方或下方，从而导致不满意外观。

对于泪槽沟畸形，角动脉和角静脉走行在同一个部位，为避免造成血管损伤应在注射填充前回抽和触摸动脉搏动（图13-2-7）。

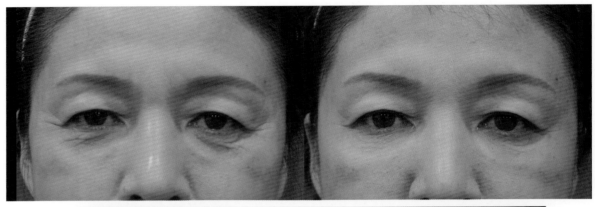

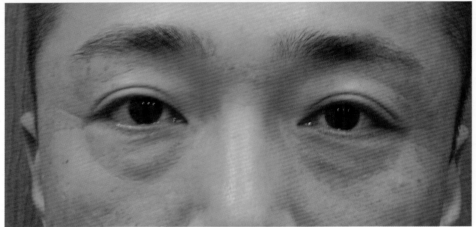

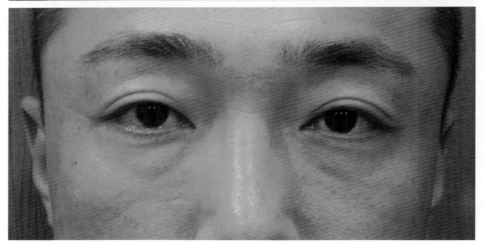

图13-2-6　泪槽沟畸形和睑颊沟：治疗前和治疗后

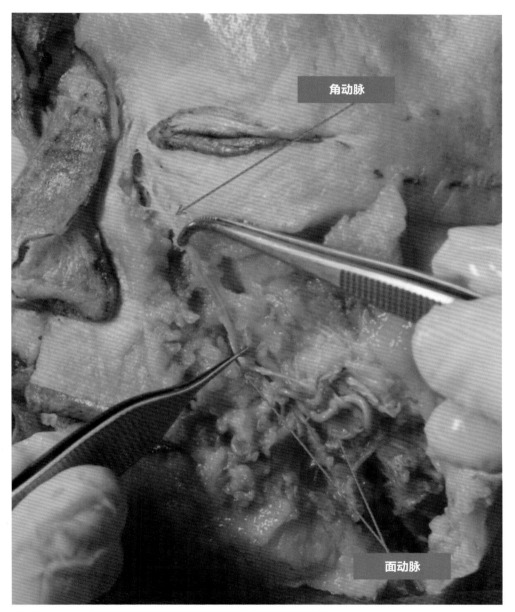

图 13-2-7 在矫正泪槽沟畸形和睑颊沟时应注意的血管

2. 颊中沟和鼻颧沟

2.1 设计

颊中沟和鼻颧沟（图13-2-8）也称为印第安纹。但这一名称带有种族歧视，不建议使用。

通常来说，当颧皮韧带与皮肤连接紧密时，常与颊内侧区容量丢失相关，建议一起矫正。

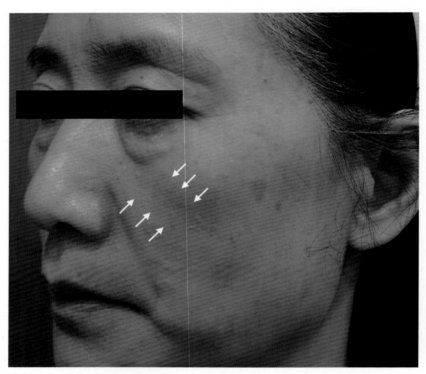

图13-2-8 颊中沟和鼻颧沟

2.2 麻醉

通常来说，韧带需要释放，痛感明显。建议采用眶下神经阻滞。

2.3 技术

2.3.1 锐针或钝针

作者使用细钝针，因为颧皮韧带需要在皮肤支持带水平上做释放（图13-2-9、图13-2-10）。对颊内侧也做增容。

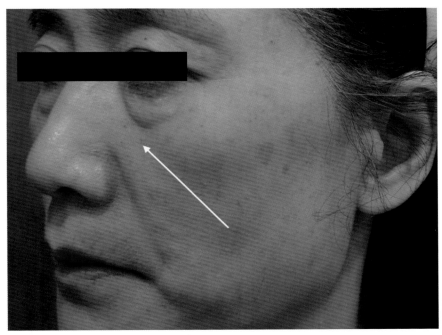

图 13-2-9 颊中沟和鼻颧沟的矫正技术

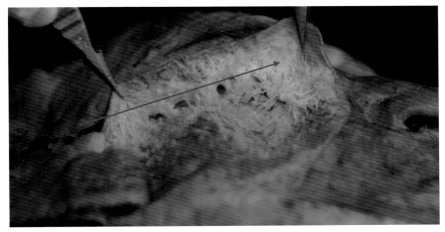

图 13-2-10 颧皮韧带的释放

在皮肤支持带水平，使用23G钝针前后松解，调整阻力可以感到纤维组织分离。经过前后松解大约10次后，可以开始注射填充剂。

建议可以用辅助手捏住凹沟的边缘，以免填充剂移位。

2.3.2 填充量

当仅填充颊中沟时，0.5~1mL /侧；当一并填充颊内侧时，1~2mL /侧。

2.3.3 后续观察和照相

1例同时矫正颊中沟和鼻颧沟的案例，每侧填充量为2mL（图13-2-11）。

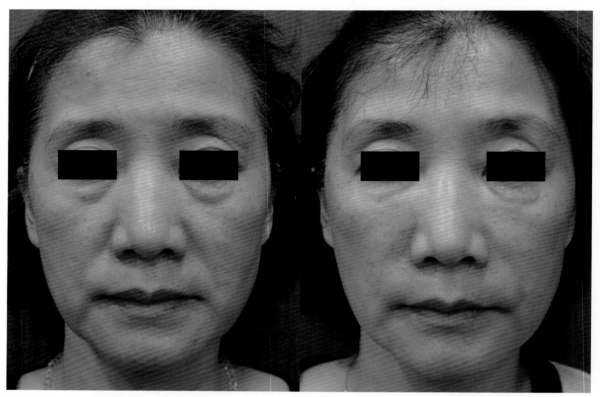

图 13-2-11　颊中沟和鼻颧沟的矫正：治疗前及治疗后

2.3.4 注意事项

没有足够的颧皮韧带释放，颊中沟会更深。

在东方人中，30%人群皮下组织层有面动脉眶下主干（绕行分支）（图13-2-12）。注射前触摸动脉搏动对避免造成血管损伤很有帮助。

释放颧皮韧带时轻柔操作，对减少附属组织损伤有效。

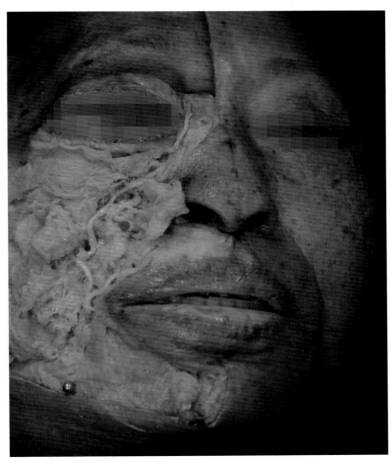

图 13-2-12　面动脉绕行分支

建议阅读

1. Wong CH, Hsieh MK, Mendelson B. The tear trough ligament: anatomical basis for the tear trough deformity. Plastic and reconstructive surgery. 2012;129(6):1392-1402.

2. Alghoul M, Codner MA. Retaining ligaments of the face: review of anatomy and clinical applications. Aesthetic surgery journal. 2013;33(6):769-782.

3. Mendelson BC. Anatomic study of the retaining ligaments of the face and applications for facial rejuvenation. Aesthetic plastic surgery. 2013;37(3):513-515.

4. Rossell-Perry P, Paredes-Leandro P. Anatomic study of the retaining ligaments of the face and applications for facial rejuvenation. Aesthetic plastic surgery. 2013;37(3):504-512.

5. Wong CH, Mendelson B. Facial soft-tissue spaces and retaining ligaments of the midcheek: defining the premaxillary space. Plastic and reconstructive surgery. 2013;132(1):49-56.

6. Pessa JE, Rohrich RJ. Facial topography: clinical anatomy of the face: CRC Press; 2014.

7. Yang HM, Lee JG, Hu KS, Gil YC, Choi YJ, Lee HK, et al. New anatomical insights on the course and branching patterns of the facial artery: clinical implications of injectable treatments to the nasolabial fold and nasojugal groove. Plastic and reconstructive surgery. 2014;133(5):1077-1082.

8. Wong CH, Mendelson B. Midcheek Lift Using Facial Soft-Tissue Spaces of the Midcheek. Plastic and reconstructive surgery. 2015;136(6):1155-1165.

9. Kim H-J, Seo KK, Lee H-K, Kim J. Clinical Anatomy of the Face for Filler and Botulinum Toxin Injection: Springer; 2016.

Gi-Woong Hong，M.D.，Ph.D.，整形外科医生

1. 定义

眶下沟（GIR）是在眶下缘的一条窄沟，眶下凹陷（HIR）是眶下区的凹陷间隙。随着年龄的增长，它们可以单独发生，也可以联合发生。沟和凹陷会导致人呈现疲劳外观，都应该进行矫正。不管它是褶痕还是凹陷间隙，都统称为泪槽沟。然而，根据病因决定治疗方法，提供定义和分型就很重要了。在东方人中，眶骨低平罕见，皮肤和组织较西方人来说更厚，因此眶缘边界的凹陷就出现了。眶下沟可以分为内侧的泪槽沟畸形和外侧的眶颧沟。在眼睑薄皮肤部位和鼻部及颊内侧厚皮肤部位常会发现骨皮真性韧带。在下睑中内侧1/3区域是泪槽沟畸形，眼眶内下，长度不超过3cm。它是一段天然的凹痕，从内眦到瞳孔中线的垂线。由于解剖原因，在一些年轻人身上也可以看到。通常随着年龄的增长，这个沟与睑颊沟相连，成为一条长沟。

鼻颧沟在颊中沟的内侧部分，有时易与泪槽沟相混淆，但它们的成因和形状不同，需要根据解剖进行分类。泪槽沟在眼轮匝肌眼部和眶部间形成。鼻颧沟在眼轮匝肌眶部内侧和提上唇鼻翼肌（LLSAN）间形成。眼轮匝肌眶部内侧部分逐渐变窄插入内眦韧带。泪槽沟位于此联合之上，鼻颧沟位于此联合之下，逐渐在内眦区融合。

眼轮匝肌眶部内侧区很强时形成鼻颧沟，提上唇鼻翼肌（LLSAN）收缩后鼻颧沟会比泪槽沟浅。鼻颧沟在内侧几乎和泪槽沟在同一部位，在外侧的位置比泪槽沟低。当鼻颧沟严重时，它通过颧皮韧带与颊中沟相连。所有这些凹痕都统称为联合沟（图13-3-1）。

眶下区凹陷分3类，如下：

第一类：眶内侧区下降，伴随泪沟和颊中心区稍稍变平。

第二类：随着眶内侧区下降加重，泪槽沟和鼻颧沟共同出现，眶外侧区也出现下降。伴随颊内侧区轻度容量不足和颊中心三角稍稍变平。

第三类：眶缘周围下降，侧面出现睑颧沟或睑颊结合沟。出现颊内侧区下降和颊中心三角倒置。鼻颧沟加深与倾斜的颊中沟相连，伴随颧袋的出现。在西方人中，当出现睑下凹陷时，眼轮匝肌睑部变为深且薄的皮肤，但在东方人，因为脂肪膨出造成这部分鼓出来。

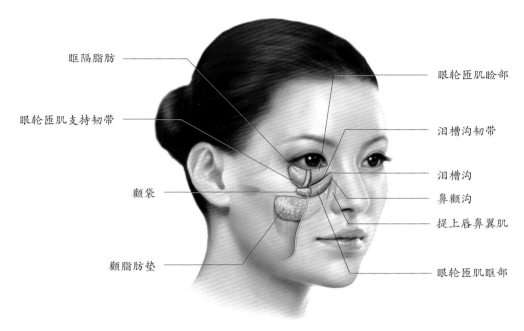

眶隔脂肪

眼轮匝肌支持韧带

颧袋

颧脂肪垫

眼轮匝肌睑部

泪槽沟韧带

泪槽沟

鼻颧沟

提上唇鼻翼肌

眼轮匝肌眶部

图 13-3-1 泪槽沟和鼻颧沟间的组织

2. 解剖考虑

如前所述，泪槽沟位于眼轮匝肌睑部和眶部间，在颧脂垫的头侧端边缘，在眶缘下方数毫米处相接。曾有理论称眼轮匝肌内侧部分与骨相接，外侧部分的眼轮匝肌支持韧带连接于韧带肌肉。然而，近来一些解剖论著发现内侧部分也同外侧一样，有泪槽沟韧带牵扯皮肤。

眶下沟的成因很多，内侧的泪槽沟韧带和外侧的眼轮匝肌支持韧带、皮肤厚度不同、睑颊结合部结构不同、皮下脂肪层厚度和眶脂膨出等加重了凹陷。

当内侧肌肉带力量强，提上唇鼻翼肌收缩时，鼻颧沟加深。当鼻颧沟与颊中沟相接时变深。同上面说的一样，眶下凹陷形成的表现更多。弓状缘下SOOF容量减少。泪槽沟韧带起自上颌骨，止于皮肤的真性韧带，位于眼轮匝肌睑部与眶部间。它开始于泪前嵴下的内眦腱插入水平，延伸于内侧瞳孔线侧方。它与有上、下两层结构的眼轮匝肌支持韧带相接，韧带延伸至眶外侧外眦水平增厚部位。眼轮匝肌支持韧带内侧部较外侧部紧张，所以出现外侧罩。由于韧带松弛和眼轮匝肌下空间疏松，外侧部相对容易注射填充。在组织学上，泪槽沟韧带同颧皮韧带结构相同。皱眉时泪槽沟韧带会更加明显。填充此区域，建议在韧带下薄层注射。否则，填充剂易向韧带上方移位，凹陷会加深。

随着年龄的增长，缺少皮肤弹性，泪槽沟畸形会加深，眶脂凸出，眶骨和软组织吸收，中面部下垂。解决其他问题（图13-3-2）需要采用额外的方法。

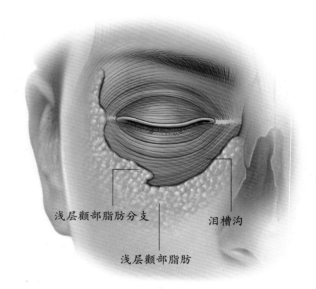

· 从内眦到颊部区域的泪槽沟畸形，随着年龄自然下垂
· 由于解剖因素患者在20岁也会出现泪槽沟畸形
· 邻近组织容量缺失会导致泪槽沟畸形加重
· 随年龄的增长：眼袋明显，眶周脂肪丢失，皮肤弹性下降

浅层颧部脂肪分支

泪槽沟

浅层颧部脂肪

图13-3-2　与泪槽沟畸形相关的眶下区变化

在颧皮韧带的位置可以看到从内上部到下外侧的颊中沟。这一韧带从骨膜到皮肤，将浅层和深层颧脂肪垫划分为上、下部分。DMCF位于此韧带下方，随着年龄的增长，容量丢失，浅层脂肪垫如鼻唇沟脂肪和颊中部脂肪由于缺少支撑结构而垂落。然而，包括位于颧皮韧带上的浅层脂肪垫和包括SOOF在内的深层脂肪垫随着年龄的增长并不向下移位，这是因为韧带支撑紧密，当做出例如笑的表情动作时，韧带通过纤维带紧紧抓持住皮肤，颊中沟会加重。患者会要求改善颊中沟或相关颊内侧区域问题。颊中沟常通过一条连续或不相连的线延伸到鼻颧沟。颧皮韧带常常位于不相连的点位（图13-3-3）。

角静脉位于鼻颧沟肌层下。30%东方人的面动脉眶下支走行于眶下缘和下睑的内侧部。这一血管走行在SOOF和颊内侧深面侧方下缘，向上走行于眼轮匝肌内侧缘，要小心其路径。眶下动脉的内侧分支沿鼻颧沟走行，于鼻颧沟和泪槽沟融合部位浅行，要注意。

3. 技术

从泪前嵴到眶内侧，眼轮匝肌与骨连接紧密，没有任何浅层和深层脂肪。除此之外的其他泪槽沟区域都存在浅层和深层脂肪。肌肉层下的深层脂肪层称为SOOF。存在内侧SOOF和外侧SOOF。内侧SOOF从内侧缘线到外眦垂线，外侧SOOF从外眦垂线到颞部脂肪垫边缘（常常是外眦水平线）。泪槽沟内侧部分包括紧密带，没有像SOOF这样的层次，因此在肌肉下层注射几乎

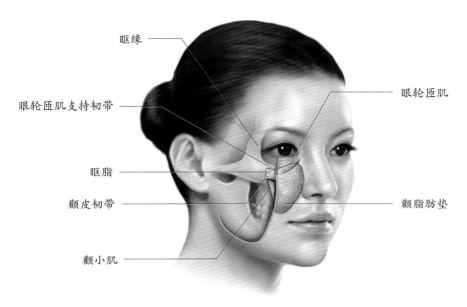

眶缘

眼轮匝肌支持韧带

眼轮匝肌

眶脂

颧皮韧带

颧脂肪垫

颧小肌

图13-3-3 颧皮韧带

不可能。当注射填充剂时，注射在肌肉内或肌肉上层。

软性填充剂在泪槽沟和SOOF外侧部位应注射在肌肉附近，如果外观仍不理想，推荐在真皮层注射更加柔软的填充剂（图13-3-4）。

包括下睑静脉在内的多条静脉都位于眶下区域。当有轻度凹陷或仅仅泪槽沟内侧下降时，可以使用锐针注射，但要小心静脉。当凹陷区较大时，建议使用钝针注射。眶下神经和血管从距眶下缘8~10mm和瞳孔内侧线垂线的眶下孔穿出。因此，进针点应低于眶缘和角膜侧缘垂线15~20mm，这样也能够避开位于进针点侧面的颧面神经和动脉（图13-3-5）。

插入钝针，缓慢在目的区域的下降区使用铺开技术，沟区使用退针、线状技术（图13-3-6）。

如前所述，泪槽沟内侧区没有皮下组织。建议使用非常柔软的填充剂进行真皮下注射填充。当外形不满意时，可以在真皮下层补充注射（图13-3-7）。

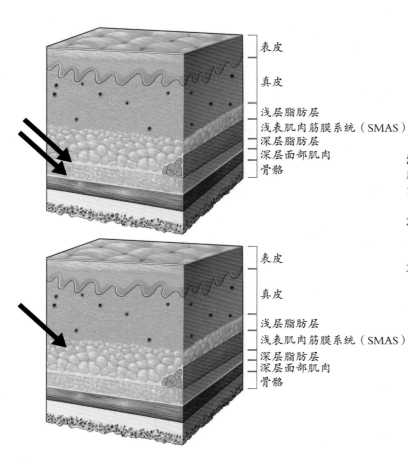

- 表皮
- 真皮
- 浅层脂肪层
- 浅表肌肉筋膜系统（SMAS）
- 深层脂肪层
- 深层面部肌肉
- 骨骼

- 表皮
- 真皮
- 浅层脂肪层
- 浅表肌肉筋膜系统（SMAS）
- 深层脂肪层
- 深层面部肌肉
- 骨骼

注射层次

肌肉下或骨膜上，除了内眦后区域。

1 HA填充剂肌肉下层注射睑颊结合部（包括SOOF、睑颧沟和眶中外侧）

2 泪槽沟区域–眼轮匝肌层或眼轮匝肌肌肉上层，由于肌肉下层空间很紧密，内侧区域没有SOOF

3 内侧区由于皮下组织容量缺失，皮肤薄，铺平注射易不平整，HA填充剂可注射在真皮下

图 13-3-4 眶下沟和凹陷：注射平面

注射点和方向

1 对于仅仅是眶下凹陷，距离角膜侧缘中垂线下眶缘1.5~2cm

2 在颊中部外侧部（远离眶下缘1.5~2cm）外眶缘垂线上，眶下缘和颊中部凹陷的内侧。

· 方向朝向泪槽沟和肌肉下睑颊沟，包括SOOF，除了泪槽沟内侧部分肌肉内注射外

注射技术

· 退针、铺开和线状技术

· 缓慢注射

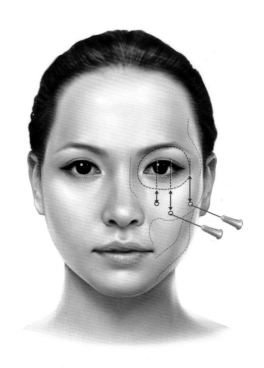

图 13-3-5 眶下沟和凹陷：注射点

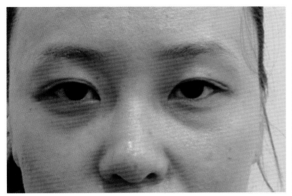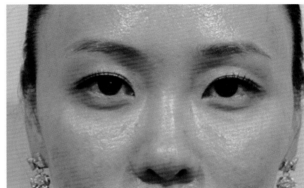

图13-3-6 眶下沟：治疗前和治疗后

进针点和注射平面
· 深层注射后存在的泪槽沟内侧
畸形和不平整
· 真皮层注射矫正泪槽沟内侧畸
形和眶缘不平整

注射技术
· 真皮下眶缘微滴技术
内侧隆起技术
· 使用33G锐针注射0.2~0.3mL瑞
蓝唯琪

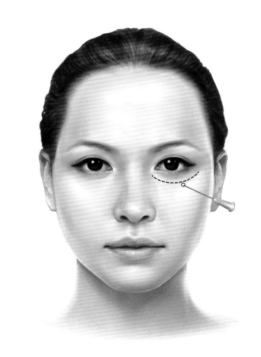

图13-3-7 眶下沟和凹陷：锐针注射技术

鼻颧沟位于DMCF和SOOF的内外侧间，避免损伤血管，在此区域外侧设计进针点。

矫正颊中沟，使用钝针剥离释放外侧纤维带，进针点在外侧眶缘垂线和鼻翼沟水平线上
（图13-3-8）。

矫正颊中沟，应使用21G~23G钝针在沟下做剥离释放纤维带。足够的剥离释放为填充剂提
供了空间，否则，会出现更深的沟。剥离释放后，在包括SOOF的颊脂肪垫深层进行退针、线状
和分层注射。如有必要，也可在颧部脂肪浅层注射。在纤维带部位真皮下注射也是可以的。建
议面部做表情比如微笑以检查填充效果，观察有无团块和错位。

颊中沟注射进针点
沟的外侧部分需要容量
颊中沟下部外侧眶缘垂线和鼻翼沟水平线
周围

颊中沟注射技术
如有必要，剥离释放后使用线状技术和分
层技术
颊中沟每侧区域注射0.7~1mL，使用27G
锐针或23G钝针
真皮下注射0.3~0.5mL使表面平整

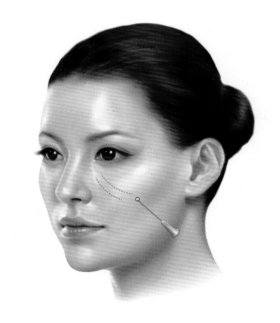

图13-3-8 颊中沟：注射点和钝针技术

　　除了颊中沟以外的眶下沟和凹陷的矫正，建议坐位设计和确定进针点。当使用锐针注射时，要注意血管损伤。为了精准注射，需要患者睁眼。轻柔注射，避免鼓包。建议注射后轻柔按摩。勿注射入眶脂。眶下区易肿胀，建议术后24h冷敷局部。难以一次矫正到位的，可以欠矫后2周，补充注射（表13-3-1）。

表13-3-1 眶下沟和凹陷的填充步骤

做		
1. 注射时取患者坐位，睁眼		
2. 避开血管		
3. 眼轮匝肌下注射（除外内眦部位）		
4. 欠矫		
5. 注射后塑形以免不平整		
6. 缓慢注射以免皮下鼓包		
7. 可以分2次注射，间隔2~4周。第1次矫正70%，第2次矫正30%		
8. 保持在眶下脂肪垫下注射		
9. 在泪嵴周围和下睑脂肪垫注射时要小心		
10. 指导患者术后24h冷敷治疗区域，以免肿胀和瘀青。		
不做		
每次注射超过0.5mL填充量		

在眶下沟和凹陷部位注射填充剂，易出现瘀青、肿胀、压痛和血肿，注射过浅时会出现丁达尔现象和不规则串珠样变化（表13-3-2）。不建议过度矫正，一次注射量应控制在0.3~0.5mL。

表 13-3-2 眶下沟和凹陷玻尿酸注射填充副反应

（1）瘀青
（2）肿胀
（3）压痛
（4）血肿
（5）串珠样变化：特别是注射过浅时
（6）过度矫正
（7）颊中沟加重：皮下脂肪或真皮组成的改变
（8）丁达尔现象

治疗效果在下述情况下会减弱，如皮肤严重松弛、皮肤过薄、有严重色素沉着、眶脂明显、严重过敏或有水肿、有下眼睑手术史和其他瘢痕，应考虑配合追加方案。

建议阅读

1. Yang HM, Lee JG, Hu KS, et al. New anatomical insights on the course and branching patterns of the facial artery: Clinical implications of injectable treatments to the nasolabial fold and nasojugal groove. PlastReconstr Surg. 2014;133:1077-1082.
2. Koh KS, Kim HJ, Oh CS, Chung IH. Branching patterns and symmetry of the course of the facial artery in Koreans. Int J oral Maxillofac Surg. 2003;32:414-418.
3. Stutman RL, Codner MA. Tear trough deformity: review of anatomy and treatment options. Aesthetic Surgery Journal, 32(4):426, 2012.
4. Wong CH, Hsieh MK, Mendelson B, The tear trough ligament: Anatomical basis for the tear trough deformity. PlastReconstr Surg. 129:1392, 2012.
5. Mendelson BC, Muzaffar AR, Adams WP, et al. Surgical anatomy of the midcheek and malar mounds. PlastReconstr Surg. 110:885, 2002.

Yong-Woo Lee，M.D.，M.B.A.，整形外科医生

1. 设计

见图 13-4-1、图 13-4-2。

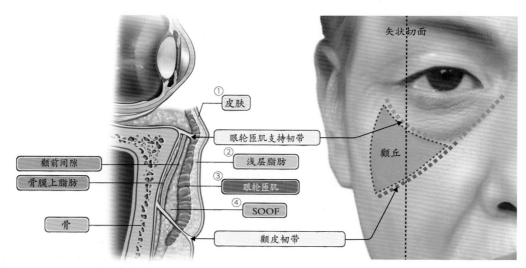

图 13-4-1 眶下沟和凹陷的解剖界线，睑颊沟和颊中沟的矢状面观

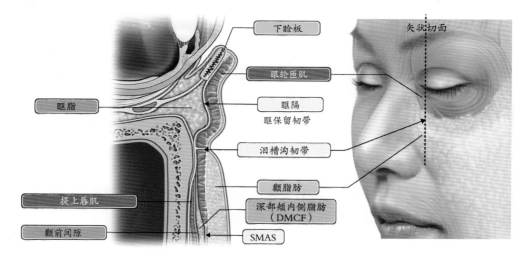

图13-4-2 泪槽沟畸形的矢状面观

240

2. 麻醉

进针点局部浸润麻醉。

3. 技术

3.1 锐针或钝针

从外侧进针点进针，使用23G 3.2cm锐针注射含内侧部分的区域。

3.2 填充量

每侧注射量少于0.5mL。当需要额外注射时，建议2周后注射。

3.3 注意事项

当矫正泪槽沟畸形和眶颧沟时，常常考虑眼轮匝肌支持韧带。它是真性韧带。泪槽沟韧带较眶颧沟更加紧地牵扯皮肤，因此泪槽沟畸形更难以矫正。当存在突兀的凹陷时，需要浅层注射，却更易造成凸起，所以建议少量注射。同时皮肤较薄，也容易出现丁达尔现象。

比较来说，眶颧沟连接疏松，皮下注射能得到较好的效果。可以通过在韧带下方注射来矫正泪槽沟畸形和眶颧沟。

颊中沟，也称印第安纹，位于瞳孔中线和颧皮韧带。这部分也牵扯皮肤很紧，需要行深部注射和皮下注射。这个区域皮肤相对较厚，不容易发生丁达尔现象，但仍要注意避免。当做面部表情时，注意出现团状凸起。当存在眶下凹陷合并颊内侧区下降时，需要在广泛的区域做容量补充。脂肪组织的变化和年龄的增长也是影响因素。沟的矫正会产生不自然的外观，也要清楚解剖结构老化的原因。

3.4 并发症及处理

此区域血管丰富，血管破裂易出现瘀青。角静脉多走行于泪槽沟外侧末端，易发生损伤。为避免损伤此血管，反特伦德伦伯格卧位注射。使用含副肾的局部麻醉药或其他促血管收缩的方法都有助于避免造成血管损伤。坐位有助于估测填充剂量。

在此区域眶下神经穿出眶下孔，当深层填充时，要小心此神经。当患者主诉剧痛或钝针感到阻力时，建议停止注射。

　　眶下区域注射后不易出现视力障碍的并发症，因为泪槽沟内侧区域仅有角动脉。然而可能有绕行的面动脉，压住内眦部位有助于避免并发症的发生。

眶下沟和凹陷矫正（图 13-4-3~ 图 13-4-6，表 13-4-1）

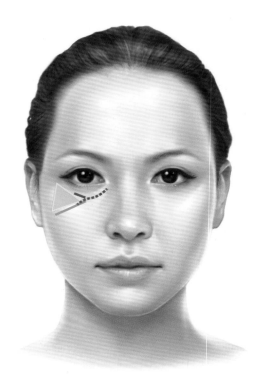

图 13-4-3　Choon-Shik Youn（皮肤科医生）的技术

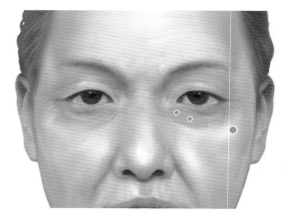

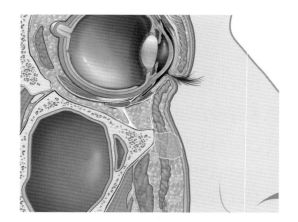

图 13-4-4　Hyun-Jo Kim（皮肤科医生）的技术

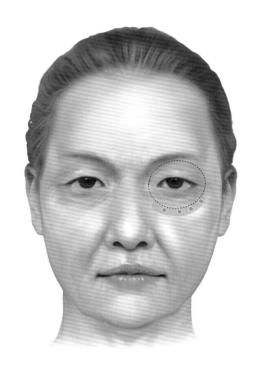

图 13-4-5 Gi-Woong Hong（整形外科医生）的技术

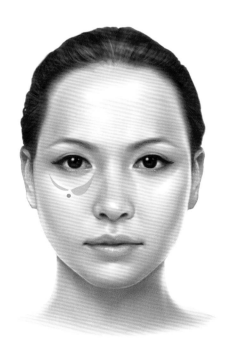

图 13-4-6 Yong-Woo Lee（整形外科医生）的技术

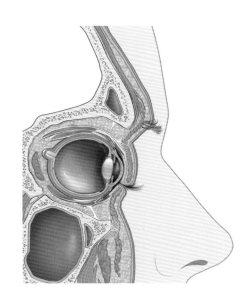

表 13-4-1　操作详情

	Choon-Shik Youn （皮肤科医生） 的技术	Hyun-Jo Kim （皮肤科医生） 的技术	Gi-Woong Hong （整形外科医生） 的技术	Yong-Woo Lee （整形外科医生） 的技术
锐针/钝针	30G	钝针23G和/或锐针 33G	钝针30G 锐针30G	锐针23G
每侧用量	0.4~0.8mL	0.2~0.4mL	深层：0.3~0.5mL 浅层：0.2~0.3mL	大约1mL
灵活性	No.1或No.2	No.1或No.2	No.1	No.2
麻醉	皮肤表面麻醉	皮肤表面麻醉、区域神 经阻滞	钝针：进针点利多卡因 注射 锐针：皮肤表面麻醉	局部浸润麻醉
技术	线性技术	线性技术和团（点） 注射	深层注射：退针、平铺 和线状技术 浅层注射：微滴和幕状 技术	团状注射
层次	泪槽沟：肌肉内或肌肉下 睑颧沟：SOOF	骨膜上和/或皮下层	深层：① 中间和外侧眶 　　缘：SOOF 　　② 内侧眶缘：肌 　　肉内 浅层：真皮下	SOOF，骨膜上

建议阅读

1. Huang YL, Chang SL, Ma L, Lee MC, Hu S. Clinical analysis and classification of dark eye circle. International journal of dermatology. 2014;53(2):164-170.

2. Wong CH, Hsieh MK, Mendelson B. The tear trough ligament: anatomical basis for the tear trough deformity. Plastic and reconstructive surgery. 2012;129(6):1392-1402.

3. Stutman RL, Codner MA. Tear trough deformity: review of anatomy and treatment options. Aesthetic surgery journal. 2012;32(4):426-440.

4. Haddock NT, Saadeh PB, Boutros S, Thorne CH. The tear trough and lid/cheek junction: anatomy and implications for surgical correction. Plastic and reconstructive surgery. 2009;123(4):1332-1340; discussion 41-42.

5. Lambros V. Observations on periorbital and midface aging. Plastic and reconstructive surgery. 2007;120(5):1367-1376; discussion 77.

第十四章

睑板前饱满
（卧蚕）

睑板前饱满（卧蚕）1

Gi-Woong Hong，M.D.，Ph.D.，整形外科医生

1. 注射前思考

下睑缘的睑板位置有2mm宽度。内侧呈凹形贴合眼球，外侧呈球面，称为睑板前饱满（卧蚕）。当微笑时，位于睑板前的眼轮匝肌睑部，看起来像是睑板线上的卷心蛋糕。东方人喜欢卧蚕，这样的面容使人看起来年轻可爱，眼睛也会更大。眼轮匝肌睑部过于饱满却会使眼睛看起来小，所以合适最好。年轻人寻求卧蚕饱满是让自己看起来更漂亮。然而，随着年龄的增长，皮肤松弛，眼轮匝肌萎缩，出现下垂导致卧蚕消失。患者出现疲倦容貌。需要重塑卧蚕，同时改善皮肤色素和皱纹（表14-1-1）。

表 14-1-1 卧蚕的作用

· 增大眼睛
· 呈现漂亮年轻的外观
· 改善黑眼圈
· 改善细纹（通过皮肤紧致）
· 眶下区域的三维效果

当设计时，请患者微笑，画出下睑板线。不能在此线下注射，通常在灰线下5~6mm。形状从内眦到外眦，外侧较厚。要得到外侧较厚的卧蚕，可以使外侧的1/3最厚。形状根据患者的喜好可能会有所不同。可以使用锐针或钝针注射，为了塑造更加精准的形状建议使用锐针。

2. 技术

当使用锐针时，直接在需要的区域注射。当使用钝针时，在外眦外侧几毫米处设计进针点，使用退针少量注射技术、线状注射技术，以及连续小点、隆起技术，轻柔缓慢增大外侧容量直至内侧（图14-1-1）。

如果我们的填充剂较硬，容易出现外观不自然、过度突出的情况。建议使用软性填充剂。当注射过深时，会导致整个区域肿胀和鼓起的外观。如果注射过浅，会出现不自然的外观和部

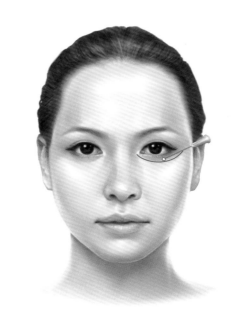

注射技术
线状注射技术
退针少量注射
缓慢注射
连续小点、隆起技术

图 14-1-1 卧蚕：注射技术

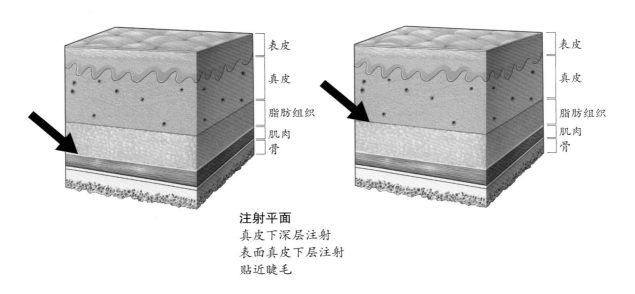

注射平面
真皮下深层注射
表面真皮下层注射
贴近睫毛

图 14-1-2 卧蚕：注射平面

分凸起及丁达尔现象。作者喜欢在眼轮匝肌内和真皮下层注射，先得到一个整体的外形，再在真皮下层注射，修饰平滑轮廓（图14-1-2）。

　　填充剂尽可能靠近睫毛根部，要注意眶脂膨出，有时卧蚕和眶脂膨出易混淆，当患者微笑时看起来会像是水肿。

对于某些患者或在一些情况下是不建议注射卧蚕的：眼轮匝肌预先不存在者，眼裂过窄或过宽者，外眦过高或过低者，严重眼球内陷和凸出，皮肤过厚，皮肤颜色过深，严重皮肤松弛，眶隔脂肪过度膨出和有下睑整容手术史（表14-1-2）。卧蚕注射最重要的其实是选择患者，对不适合的患者注射后很容易发生医疗纠纷。尤其是原本卧蚕和眶脂膨出（眼袋）的患者，想要借由施打卧蚕来改善的话是有风险的。

表 14-1-2　卧蚕注射的禁忌证

· 下睑肌肉形成缺失
· 眼裂过窄或过宽者
· 眼倾斜角过高或过低者
· 眼球内陷和凸出
· 下睑皮肤过厚
· 严重黑眼圈
· 下睑整容手术造成的下睑瘢痕
· 严重皮肤松弛
· 下睑眶隔脂肪过度膨出

在这些禁忌证之中，有下睑整形美容手术史的患者常常睑板前区较平，所以想要卧蚕，有些情况需要考虑，例如瘢痕造成的睑外翻，不建议注射。对于不严重的瘢痕，开始不建议注射过深，这是因为填充剂不会注射入瘢痕却会在瘢痕下方。建议开始时浅层注射较深的部位。由于瘢痕粘连，会出现不规则外观。当眼睛睁闭1~2周后，填充剂会分布均匀。如一段时间后仍然不规整，可以使用细锐针在凹陷部位注射填充剂。

建议阅读

1. Chen MC, Ma H, Liao WC. Anthropometry of pretarsal fullness and eyelids in oriental women. Aesthetic plastic surgery. 2013;37(3):617-624.
2. Putterman AM. Facial anatomy of the eyelids. Plastic and reconstructive surgery. 2004;113(6):1871-1872; author reply 2-3.

● Yong-Woo Lee，M.D.，M.B.A.，整形外科医生

1. 设计

矢状面观见图14-2-1。

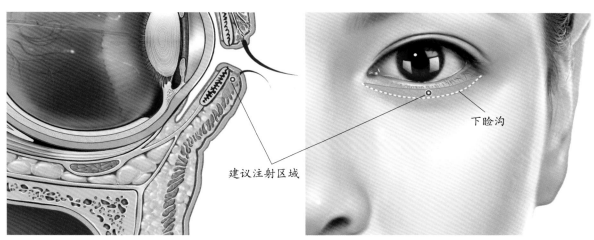

建议注射区域

下睑沟

图14-2-1　矢状面观

2. 麻醉

进针点注射利多可因。

3. 技术

3.1 锐针或钝针

作者喜欢从外侧进针，使用25G锐针从内至外注射，使用29G~31G锐针补充注射。

3.2 填充量

大约每侧需要0.5mL。

由于玻尿酸有吸水性，需要考虑补充填充的可能性，第一次注射时建议矫正不足。

3.3 注意事项

注射时尽量靠近睑缘，毕竟靠近睑缘注射时阻力大，填充剂会进入疏松区域。当填充剂在目标区域下边时，是导致不满意外观的主要原因。因为后方是眼球，注射区域在注射后也不能按摩，第一次均匀注射尤为重要。使用两根棉棒，一根在结膜面，另一根在皮肤面，将注射填充剂向上推挤。触摸睑板注射是没有必要的。在睑板和眼轮匝肌间存在极其少量的脂肪，建议将填充剂注射在肌肉内。皮下层注射能够得到卧蚕更明显的效果，然而，由于下睑皮肤薄，容易出现丁达尔现象。

3.4 并发症及处理

最常见的并发症是血管损伤。当血管损伤后，立即出现鼓包，填充注射难以控制。建议肿胀消退后再行注射。这个区域的血管管径较小，血管栓塞难以发生。

建议阅读

1. Chen MC, Ma H, Liao WC. Anthropometry of pretarsal fullness and eyelids in oriental women. Aesthetic plastic surgery. 2013;37(3):617-624.
2. Liew S, Nguyen DQ. Nonsurgical volumetric upper periorbital rejuvenation: a plastic surgeon's perspective. Aesthetic plastic surgery. 2011;35(3):319-325.
3. Kim YK, Kim JW. Evaluation of subciliary incision used in blowout fracture treatment: pretarsal flattening after lower eyelid surgery. Plastic and reconstructive surgery. 2010;125(5):1479-1484.

Hyun–Jo Kim，M.D.，M.S.，皮肤科医生

1. 设计

当眼轮匝肌睑部收缩时，其上方的浅层脂肪聚集形成卧蚕。几乎在每个人微笑时，都能看见卧蚕，但程度不同。

当在一张没有表情的脸上出现明显的卧蚕时，这是一个很不自然的外观。当注射时需要尽量靠近睑缘以使外观自然（图14-3-1）。

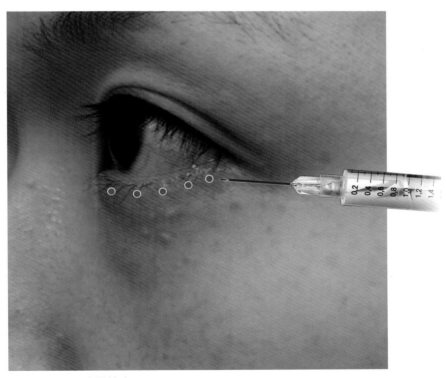

图14-3-1　卧蚕填充

2. 麻醉

应用丙胺卡因表面麻醉即可。含有利多卡因的填充剂在注射时可以不用任何麻醉。

3. 技术

3.1 锐针或钝针

都可以使用。由于填充量需要的较少，作者喜欢使用33G锐针注射3~5个点。

3.2 填充量

少量足够：0.1~0.2mL /侧，能得到较好的外观。

3.3 后续观察和照相

每侧注射0.2mL的案例，当微笑时可以看到自然的卧蚕（图14-3-2、图14-3-3）。

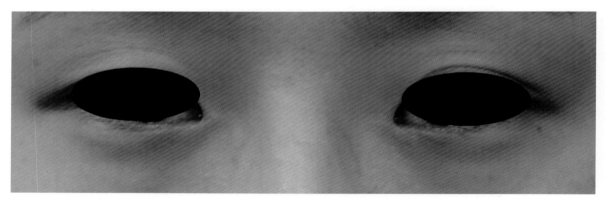

图14-3-2 卧蚕：治疗前

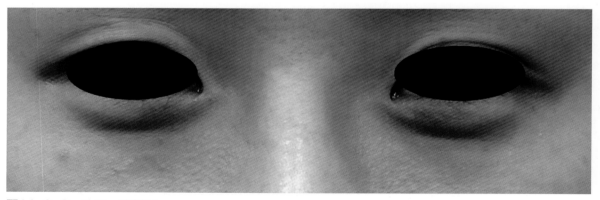

图14-3-3 卧蚕：注射后

3.4 注意事项

下睑动脉弓走行于眼轮匝肌后，为避免损伤血管，建议在皮下脂肪层注射填充（图14-3-4）。

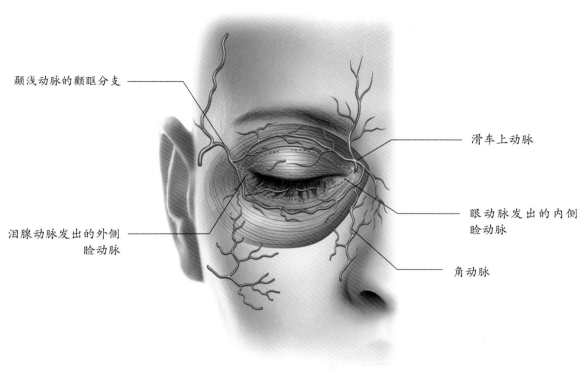

颞浅动脉的颧眶分支

滑车上动脉

眼动脉发出的内侧睑动脉

泪腺动脉发出的外侧睑动脉

角动脉

图14-3-4 卧蚕注射时危险的动脉血管

卧蚕注射（图 14-3-5~ 图 14-3-7，表 14-3-1）

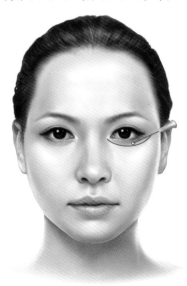

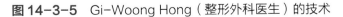

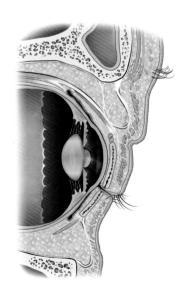

图14-3-5 Gi-Woong Hong（整形外科医生）的技术

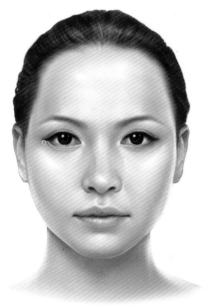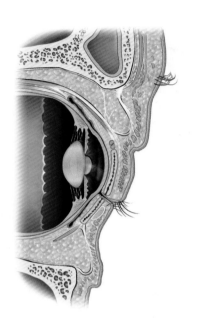

图 **14-3-6** Yong-Woo Lee（整形外科医生）的技术

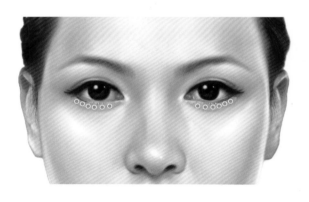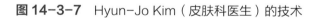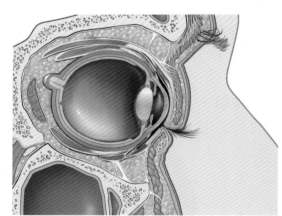

图 **14-3-7** Hyun-Jo Kim（皮肤科医生）的技术

表 14-3-1　操作详情

	Gi-Woong Hong（整形外科医生）的技术	Yong-Woo Lee（整形外科医生）的技术	Hyun-Jo Kim（皮肤科医生）的技术
锐针/钝针	钝针30G 锐针30G	锐针25G	锐针33G
每侧用量	0.2~0.3 mL	0.1~0.2 mL	0.1~0.2 mL
灵活性	No. 1	No. 2	No. 1
麻醉	钝针：进针点利多卡因注射 锐针：皮肤表面麻醉	局部浸润麻醉	皮肤表面麻醉
技术	钝针：退针少量注射，线状技术 锐针：多点注射，线状、退针技术	团状技术	团（点）注射
层次	肌肉内容量填充和浅层真皮下注射修饰	尽量靠近睑缘注射	真皮下层或皮下组织层

建议阅读

1. Kim H-J, Seo KK, Lee H-K, Kim J. Clinical Anatomy of the Face for Filler and Botulinum Toxin Injection: Springer; 2016.
2. Han J, Kwon ST, Kim SW, Jeong EC. Medial and lateral canthal reconstruction with an orbicularis oculi myocutaneous island flap. Archives of plastic surgery. 2015;42(1):40-45.

百特美传媒产品与服务

图书 - 行业最全医美学术与运营专业书籍

报名译者请加微信

海外图书版权引进
原创图书协助出版
专业图书委托营销
长期招募图书译者

行业最全医美书店
覆盖所有细分专业
注射私密皮肤埋线
脂肪体雕眼鼻整形

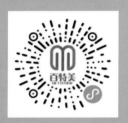

扫码浏览最全书店

课程 - 海外技术视频与国内专家线上课程

扫码查看视频与线上课程

海外技术视频大全
国内部分专家视频
线上课程全科覆盖
视频教程编委征集

资讯 - 及时了解医美行业最新动态新闻

焦点政策实时解读
热点新闻及时追踪
顶流专家采访报道
最新图书一手掌握

扫码关注官方账号